임상영양사는 이렇게 일한다

임상영양사는
이렇게 일한다

신은지 지음

병원으로 출근하는 사람들 9

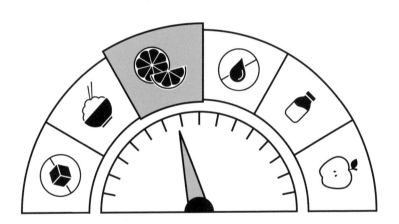

청년의사

용자여,
정녕 이 세계로 들어오겠다는 것인가

　지금 이 프롤로그의 책장을 넘긴 그대여, 당신은 임상영양사를 꿈꾸고 있는가? 혹은 이제 임상영양사 일을 시작하게 되었나? 어떠한 이유에서든 먼저, 용감한 당신에게 박수를 보낸다. 임상영양사로 일하고 있는 사람으로서 지극히 편협적인 사견이지만 이 직업을 추천하지 않는다. 그렇기에 이 업을 하고자 하는 그대들이 그저 놀랍고도 대단할 따름이다. 이제 와서 뒤늦게 드는 생각이지만 대학원까지 나와 그렇게까지 공부를 해서 지금 이 일을 하는 것이, 과연 수지타산이 맞는 일인가 싶어서 그러하다. 갑자기 현타가 세게 오는 기분이다. 하지만 혹자는 그럴지도 모른다. 지금 내가 하고자 하는 일을, 당신은 이미 하고 있는 중이니 복에 겨워 그런 말도 할 수 있는 거라고. 그것도 맞는 말이다. 나도 한때는 이 일을 하고 싶어 간절했던 시절이 있었다. 그때는 그랬고, 지금은 또 이렇다.

　임상영양사에서 '임상'이란 환자를 진료하거나 의학을 연구하기 위하여 병상에 임하는 일을 뜻하고, '영양사'는 면허를 가지고 과학적으로 식생활의 영양에 관한 지도를 하는 사람을 말한다. 즉, '임상영양사' 는 질병의 예방과 관리를 위하여 질병별로 전문화된 영양과 관련된 업무를 수행하는 자다. 임상영양사는 영양문제가 있는지 영양상태를 판정하고, 현재의 영양상태를 개선하기 위한 영양관리 업무 등을 수행한다. 가장 쉽게 떠올려지는 영양관리 과정의 업무 중 하나가 영양상담 및 교육일 것이다. 예를 들어, 영양상담 및 교육 중에 "혈압이 높으셔서 짜게 드시면 고혈압 위험이 더 높아져요. 고혈압 예방을 위해 싱겁게 드시는 게 좋아요. 그러려면 지금 식생활에서 몇 가지 개선이 필요해요. 즐겨 드시는 국물 요리는 짠 성분인 염분이 많아요. 국물에 밥을 말아서 한 대접 양으로 많이 드시는 것보다는 간을 적당히 하고 작은 그릇에 국물의 양을 조절해서 먹는 것이 좋아요."라고 말하는 것도 임상영양사의 업무 중 일부가 되는 것이다. 이러한 업무는 환자의 질병예방 또는 치료에 도움을 주기 위해 병원에서 이루어질 수도 있고, 보건소나 건강증진센터 등에서 건강검진을 실시한 수검자나 지역 주민을 대상으로 이루어질 수도 있다.

이처럼 병원 등 의료기관에서 직접적으로 특정 대상자들에게 임상영양사로서 업무 수행이 이루어지기도 하지만, 현업에서 업무 수행의 기준이 되거나 새로운 임상치료 지침 및 방향성을 제시해주는 등 임상영양 관련 자문 및 연구를 수행하는 역할도 할 수 있다. 임상영양사는 의료기관, 의료계 관련 학회·협회, 연구기관, 보건복지부 및 산하 정부기관 등 다양한 곳에서 여러 형태의 업무를 할 수 있다.

나는 병원에서 일하는 임상영양사이므로, 이 책에서는 병원에서 수행되는 업무와 그와 관련된 에피소드를 주로 담았다. 일반적인 개념에 입각한 내용도 있지만 직·간접적인 경험에 관한 기억을 토대로 써 내려갔다. 나는 각양각색의 임상영양사들 중 어느 한 명일뿐이고, 앞으로 하게 될 이야기들은 지극히 개인적이고 주관적이라 보편타당하지 않을지도 모른다. 어쩌면 극히 한정되거나 한쪽에 치우친 해석이 난무할지도 모른다. 그래서 임상영양사란 직업이 어떤 것인지 궁금한 사람도, 임상영양사를 꿈꾸는 사람이나 임상영양사가 뭔지 전혀 모르는 사람도 이 책을 통해서 대단한 정보를 알아낼 수는 없을 것이다. 그저 임상영양사로 일하고 있는 수많은 사람 중에 '병원에서 일하는 임상영양사'에 관한 이야기로, 모든 직업이 그러하듯 같은 일이라도 단답형이나 단 하나의 완성형 정답을 가지고 있지 않으니 수많은 복수 정답 중 가장 적당한 답을 찾아가며 일하고 있는 어느 K-직장인의 일상 기록으로 봐주기를 바란다. 에필로그의 책장을 덮을 때쯤이면 임상영양사의 꿈이 더 확고해질 수도 있고, '조상신이 도우셨구나' 하며 더 깊이 빠지기 전에 발을 빼고 싶어질 수도 있다. 어느 쪽이든 그대들의 선택을 존중하며, 이제 병원으로 출근하는 임상영양사에 대해 이야기해보려 한다.

임상영양사
신은지

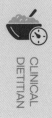

CLINICAL
DIETITIAN

제1장

임상영양사가 되기 위한
첫걸음

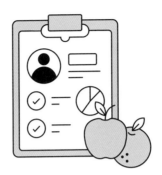

 제2장 **본격 임상영양사가
되기 위한 과정**

제3장 병원 안 임상영양사 이야기

제4장 임상영양사의 성장통

제5장 병원 안과 밖 임상영양사의 진출 분야 또는 전망

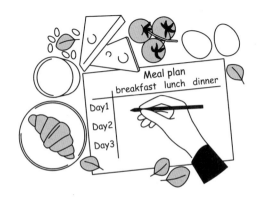

(제1장)

임상영양사가
되기 위한

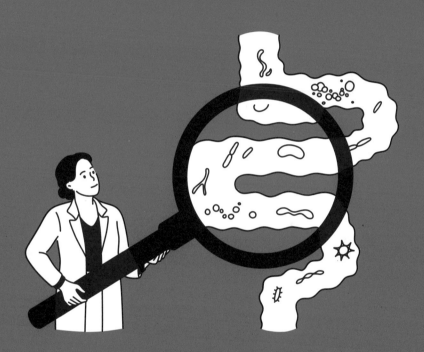

첫걸음

임상영양사,
한 번도 희망직업이었던 적이 없었다

"임상영양사가 되고 싶은 이유가 있나요?"

"네. 저는 병원에서 환자분들의 치료에 맞는 식사를 계획하여 제공하고, 개개인의 질환별 특성에 맞춰 영양교육을 실시하는 등 양질의 임상영양 서비스를 제공하여 환자분들의 치료에 도움이 되는 일을 하고 싶습니다. 누군가의 건강을 위해 일을 한다는 사실이 매력적으로 다가왔고, 임상영 양사로서 한몫을 다 해내는 미래의 제 모습도 기대가 됩니다. 임상영양사 교육과정을 무사히 수료하여 꼭 임상영양사가 되고 싶습니다."

임상영양사가 되고 싶은 이유, 임상영양 대학원 진학을 위해 치렀던 면접 질문 중 하나였다. 면접 준비를 하면서 그야말로 면접을 위한 답변이었고, 대학원에 합격해야만 하는 자리니까 상황에 맞는 그럴듯하면서도 뻔한 대답이었을 것이다. 선의의 거짓말, 아니 100% 거짓말은 아니니 반은 농담이고 반은 진담인 '반농반진'이라고 하자.

면접 자리에서 꼭 되고 싶다던 '임상영양사'는 내 생애 안중에도 없던 단어였다. 임상영양사뿐 아니라 영양사도 마찬가지였다. 중·고등학교 시절 생활기록부 진로희망 기입란에 영양과 관련된 학업을 써본 적도, 장래희망으로도 '영양'이란 단어를 써본 적이 없다. 선택 교과목 중에 가정 과목과 기술 과목이 있었다면 차라리 기술을 선택했지, 가정은 극혐했던 학생이었다. 전압, 전류, 트랜지스터를 배우는 게 더 나았다. 가정 중에서 식품, 식생활 단원을 특히 싫어했다. 아직도 어렴풋이 생각나는 기출문제가 있다. '다음 양념류의 보관 방법이 잘못 짝지어진 것을 고르세요.' 고춧가루는 냉장 보관이 적절한지 냉동 보관이 적절한지, 참깨는 냉장 보관인지 실온 보관인지, 이런 식의 문제였던 것 같다. 음식이나 요리에 관심 없으니 모르고, 모르니 틀리고, 틀리니 싫어지는 무한 루프였다. 어린 시절 흔히 말해볼 법한 '요리사가 되고 싶어' '제빵사가 되고 싶어' 같은 막연한 꿈조차 꿔본 적이 없으니, 영양사의 'ㅇ'조차 떠올려볼 틈이 없었다.

영양사는커녕 허무맹랑한 꿈도, 궁금했던 직업도, 가고 싶었던 대학도 없었다. 그냥 아무런 생각이 없었던 건지, 뒤늦은 사춘기가 폭풍처럼 왔던 건지는 모르겠지만 고등학교 3학년 학업 지도 면담 때 대학을 가지 않겠다고 선언했다. 대학 정시모집 원서접수가 시작되었는데도 여전히 대학 원서를 쓰지 않겠다고 버티니, 날마다 교무실에 불려가서 담임선생님께 똑같은 대사를 들어야 했다. "부모님 모시고 와." 선생님 호출에 학교에 오신 부모님은 교무실과 상담실을 오가며 면담을 이어가셨고, '일단 대학은 가고 보자'로 결론을 냈던 것 같다. 이후 담임 선생님이 추천해주신 학교와 학과로 원서를 넣었는데, 그 당시 여학생들이 많이 지원했던 수학교육과, 간호학과, 식품영양학과였다. 하향 지원을 했는지 잘 기억나진 않지만 세 곳 모두 합격했고, 어디를 갈지 몰라 원서 쓸 때처럼 애를 먹이는 시간이 이어졌다. 결국 합격한 세 곳 중에 집에서 가깝고 학비가 저렴한 곳을 선택했고, 그렇게 식품영양학과에 입학하게 되었다.

그렇게나 싫어했던, 초·중·고등학교 교과 중에서 제일 싫어했던 과목이 바로 실과, 가정이었는데 그 과목의 일부를 전공으로 공부하게 된 인생의 아이러니란. 그러나 이 어이없는 현실이 흔한 스토리일지도 모르겠다. 처음부터 임상영양사를 목표로 꾸준히 달려온 사람도 있겠지만, 나처럼 생각도 없다가 어느새 임상영양사로서의 경력이 차곡차곡 쌓여 있는 사람도 있을 테니. 나의 '차곡차곡'은 학과 때부터 스멀스멀 시작되었다. 일단 대학은 가고 봤더니 그 안에서 하고 싶은 게 생긴 것이다. 부모님, 고3 담임선생님, 감사합니다. 선견지명이 있으셨네요.

일단 식품영양을 전공하기로 했으니
살 길을 찾다

학과가 싫거나 학교가 싫다면, 전과를 하거나 재수를 하면 된다. 하지만 나는 진짜 꼭 공부하고 싶은 다른 전공이 있었던 것도 아니고, 딱히 지금 전공이 극도로 싫은 것도 아니어서 별생각 없이 식품영양을 계속 공부했다. 그러다 보니 놀랍게도 여러 전공과목 중 관심을 끄는 것들이 생기기 시작했다. 생물체의 기능적[1] 측면을 연구하는 생리학(physiology), 질병의 상태나 병체의 조직 구조 등을 연구하는 병리학(pathology) 등 기초의학과 관련된 과목에 흥미가 있었다. 이런 과목들은 전공필수가 아닌 선택과목이면서 내용 자체가 어려워 수강 인원도 적고 학점을 받기도 쉽지 않은 편이었는데, 일부러 골라서 들었다.

---

1   서로 다른 기관들 간의 전기적, 기계적, 화학적인 상호작용.

그 당시 미국과 영국의 범죄·의학 드라마에 빠져 있었던 탓인지 흥미를 돋우는 트리거가 있었다. 신체 조직이나 장기에 대해 배울 때 '어! 지난주에 드라마에서 검시할 때 나왔던 거네' 하면서 신기해했던 기억이 있다. "연애를 책으로 배웠어요"처럼 "사람의 신체구조를 CSI 드라마로 배웠어요"라고 할까. 그러면서 법대에서 하는 법의학 강의도 교양 과목으로 신청하여 수강했다. 교수님이 법의학 드라마 일부분을 증례로 보여주실 때는 '저거 봤던 건데' 하며 즐겁게 공부했었다.

주위에서는 법의학 수업을 듣거나 범죄·의학 드라마를 보면 무섭지 않느냐고 묻곤 했는데, 나는 조리 실습이 더 무서웠다. 생리학, 병리학, 해부학 수업들은 오히려 더 신선하고 재밌었다. 거기다 고급영양학, 생애주기영양학, 식이요법 등을 수강하면서 처음으로 '질병별로 전문화된 영양 관련 업무를 수행하는 임상영양 분야에서 일하고 싶다', '병원으로 취업하고 싶다'라는 생각을 했다.

'고급영양학'은 영양소의 기능, 우리 몸에서 어떤 소화와 흡수 과정을 거쳐 대사되는지에 대한 일련의 과정, 영양소의 필요량 및 급원식품, 영양소 간의 상호작용 등에 대해 배우는 학문이다. '생애주기영양학'은 임신기, 수유기, 영아기, 유아기, 학동기, 청소년기, 성인기, 노인기로 나누어 각 생애주기의 신체적, 생리적, 사회심리학적, 생활습관적 특성을 이해하고, 영양소별 섭취 기준, 영양 관련 문제, 식생활 관리 및 교육 등 올바른 영양관리를 적용하기 위한 학문이다. 이 두 과목 역시 기초는 생리학적이고 병리학적인 지식을 바탕으로 배우는 것이기 때문에 이해의 허들이 낮았고, 관심 속도는 빨랐다.

임상영양 분야와 관련하여 학문적으로만 접하다가 학과 3학년이 되어 영양사 현장실습을 나가게 되었다. 그 당시 대부분 위탁급식 전문회사로 실습을 나가 그 회사가 급식 운영을 담당하는 산업체, 오피스, 학교 등으로 파견되어 현업을 경험할 수 있었고, 대학병원으로 실습을 나갈 수 있는 인원은 단 3명뿐이었다. 병원으로 실습을 가고 싶은 사람을 뽑아 랜덤 추첨으로 3명을 선정했는데, 추첨하면 늘 꽝이었던 20여 년의 모든 행운이 그때 폭발했는지 3명 중 1명이 되었다. 책으로만 배웠던 것들이 실제로는 어떤 형태로 이루어져 행해지고 있는지, 간접체험을 할 수 있다는 생각에 들떴다.

그렇게 병원으로 실습을 나간 첫날, 병원 전체 라운딩을 하면서부터 설렜다. '와, 크다' '여기에 이런 곳도 있구나' '오, 의사와 같이 회진도 하네' 등 모든 것이 신기하고 멋있고 대단하게 느껴졌다. 나도 흰 가운을 입어보고 싶고, 이 업에 발을 담가보고 싶고, 하면 잘할 수 있을 것 같다는 상상의 나래를 한껏 펼쳤다. 그리고 그 상상이 지금은 현실이 되었다. 단 한 번도 영양사가 희망직업이었던 적이 없는 내가, 이 책을 쓰고 있는 현실이 믿기지 않으면서도 신기할 따름이다.

임상영양사가
뭐 하는 사람이에요?

"임상영양사로 일하고 있어요."

"임상영양사? 임상병리사?"

"병원에서 일하는 영양사예요."

"아~ 병원에서 밥 차리는 거예요?"

"……."

정말 몰라서 하는 말이든 우스갯소리로 하는 말이든, 일하면서 한 번은 듣게 될지도 모르는 말이다. 임상 1~2년 차 삐약이 시절에는 "아 닌데요! 밥 안 차리는데요!" 하며 소리를 빽 질렀던 것 같다. '그보다 더 대단한(?) 일을 하는데 알지도 못하면서' 따위의 허세 섞인 생각이 가득했던 시절이었다. 수년 차로 접어든 지금은 몰라서 물어보는 말이라 여기고('뭣이 중헌디!') 웃으며 "네, 밥도 차리고 환자 교육도 하고 이 것저것 많이 해요"라고 응수한다. 장난 섞인 물음에는 "네, 제가 밥팀의 에이스입니다"라고 받아치는 지경에 이르렀다. 아주 넓게 생각하면, 임상영양사로서 영양상담 및 교육을 수행하고 영양관리를 제공하는 업무를 결국 환자들이 밥을 잘 차려 드시게끔 돕는 일환으로 볼 수 있으니 밥 차리는 일이라 말하는 것도 완전히 틀린 말은 아닐 것이다. 그 외 직업적 존중에 대한 배려가 없는 사람이 한 말이라면 귀담아 들을 필요도 없다. 그 말 한마디로 임상영양사의 직업적 가치가 폄하되는 것은 아니니까.

임상영양사에 대해, 막연하게 병원에서 일하는 영양사 정도로만 알고 있다면 규정된 정의부터 먼저 알아보자. 통계청 한국표준직업분류에 따르면, 영양사는 개인 및 단체에 균형 잡힌 급식서비스를 제공하기 위해 식단을 계획하고 조리 및 공급을 감독하는 등 급식을 담당하며, 급식관리 업무 외에 영양교육 및 상담, 영양지원 등 영양서비스를 관리하는 업무를 수행하는 자를 말한다. 이러한 영양사의 업무 중 영양서비스를 관리하는 업무에 특화된 자가 임상영양사라고 보면 된다. 임상영양사는 질병의 예방과 건강관리를 위하여 질병별로 전문화된 업무를 수행한다. 국민영양관리법 시행규칙 제22조(임상영양사의 업무)에 따르면, 임상영양사는 ① 영양문제 수집·분석 및 영양요구량 산정 등의 영양판정 ② 영양상담 및 교육 ③ 영양관리상태 점검을 위한 영양모니터링 및 평가 ④ 영양불량상태 개선을 위한 영양관리 ⑤ 임상영양 자문 및 연구 ⑥ 그 밖에 임상영양과 관련된 업무를 수행하는 영양사로, 종합적인 영양관리를 제공하는 전문인이다. 법령에는 6개로 기술되어 있는 이 업무들이 실무에서는 사실상 혹은 체감상 106줄로 변하는 것 같다. '아니, 업무가 약 18배로 번식된다고? 과장이 심하네'라고 생각할 수도 있겠다. 과장이라면 얼마나 좋을까. 그런데 진짜 18배(십.팔.배.)다. 구체적인 업무는 3장에서 다시 이야기하겠다.

학점 관리,
어떻게 해야 할까?

미안하다,
학점 관리에 조언을 해줄 만한 학점을 못 받았다

학점은 높으면 높을수록 좋지 않을까? 학점이 좋지 않았던 사람으로서 가져보는 뒷북 생각이다. 어느 병원에서 일할 때 신규 채용 계획을 앞두고 부서 내에서 학점 이야기가 나온 적이 있었다. 만점이 4.3학점이냐 4.5학점이냐 차이는 있었지만 채용 시마다 서류 합격자는 모두 학점이 4점 대였다는 것이다. 고로 같이 이야기를 나눴던 부서 사람들 모두 4점 대였고, 학과에서 성적으로 1, 2등을 했던 분들이었다. 나만 빼고, 하하. 내가 채용 응시를 했을 때는 응시자들이 다 학점이 안 좋았던 건지, 아니면 결국 학점이 중간쯤이던 내가 최종 합격자였으니 학점이 별로 중요하지 않았던 건지 알 수 없다.

대학교 1학년 때 학점은 관심이 아예 없었다. 수업 출석 일수를 채우는 것만 해도 스스로 대견했을 정도였기 때문이다. 학과 행사, 동아리 행사, 동문 행사 등 각종 친목 모임에 빠지지 않고 참석하며 알코올과의 친목 도모가 지나쳤던 나날이었다. 같이 알코올 의존에 동참했던 동기들이 나와 학점이 다르다는 사실에 숙취가 달아났다. CC(캠퍼스 커플) 한번 못해봤는데, 성적표 안에서는 온갖 C, C가 난무했다.

보통 단과대학 중 생활과학대학 안에서 아동가족학과, 의류학과, 식품영양학과 등으로 학과가 분리된다. 혹은 1학년 때는 생활과학대학 전체 학부 단위로 뽑아서 기초 전공 수업을 함께 듣고 2학년 때 전공분리를 하기도 한다. 그 당시에는 내가 2학년 때 전공분리를 했는데, 희망하는 학과로 1, 2, 3지망을 지원하게 되지만 학과별로 지원자가 초과되면 학점 순으로 잘랐다. 온통 C밭인 학점으로 인해 식품영양학과에 못 들어갈 뻔했다. 졸업은 제대로 해야 했기에 2학년 때부터 정신을 차리기 시작했다. 차려야만 했다.

그렇게 맞닥뜨린 첫 번째 전공필수 관문은 과목명 '기초유기화학'이었다. 전공필수 과목에서 권총을 받을 줄이야. 첫 F였다. 4학년 때까지 3수강을 해야 했다. 재수강도 아니고 3수강에 따른 패널티로 최고 학점이 B, C로 제한되는데, 3수강에 C학점으로 마무리하며 혼자 내적만족에 심취했었다. 그러나 왜 눈물이 흘렀을까. 그 눈물은 취업하면서 다시 흐르기도 했다. 성적증명서가 필수 제출서류였던 시절, 면접관이 직접 물어봤던 적이 있었다.

"기초전공필수 과목이면 보통 1, 2학년 때 수강하지 않나요? 그런데 4학년

때 수강을 했네요. 이유가 있나요?"

"재수강했습니다."

"재수강했는데 C를 받았네요?"

"……"

뭐라고 대답했는지 기억이 잘 안 나는데 면접에서 탈락한 건 기억난

다. 이런 경험이 있기 때문에, 사실 '학점을 잘 받기 위해 이렇게 해야

한다'는 알려줄 수가 없다. '이 책의 저자처럼 되지 않으려면 학점을 잘

받아야 하는구나' 정도의 반면교사로만 삼아주길 바란다.

학점은 높을수록 좋겠다

회사에서 인재를 채용할 때 학점은 평가의 항목으로 쓰인다. 객관적

으로 평가할 수 있는 지표 중 하나이기 때문이다. 대부분 서류 심사에

서 학점을 보는데, 학점이 높은 지원자들을 보면 '공부를 열심히 했구

나' '학생으로서 성실했구나' 하는 생각을 가진다. 하지만 딱 그 정도의

평가가 전부다. 높은 학점일수록 가산점이 붙는다기보다는 심사 기준

의 학점보다 낮은 지원자들을 제외할 때 쓰인다.

서류 심사 합격 이후 면접에서는 학점 자체의 중요성은 거의 없다고

보인다. 따라서 자소서나 면접 심사에서 학점이 높은 것만을 본인의 강

점으로 계속 강조한다면 오히려 평가 점수에 찬물을 끼얹게 될 수도 있으니 학점 어필 방법도 전략이 필요하다. 본인의 강점이 무엇인지 파악하고, 지원한 회사와 나를 연결해줄 수 있는 스토리를 만들어야 한다. 그 스토리 안에서 고학점을 녹여내면서 "저는 공부도 잘했어요" 정도로 가야 하지 않을까. 물론 학점이 높은 사람이라면 '걱정 is 뭔들'이겠냐마는. 학점이 낮다면 최소 평균 수준까지는 끌어올려야 한다. 평균이 어느 정도인지는 정확히 알려진 바가 없지만, 들리는 이야기로는 3.5 이하 학점은 서류 심사에서 바로 탈락이라고 한다. 물론 그렇다더라, 하고 떠도는 이야기다.

요즘에는 대부분 블라인드 채용으로 진행되어 출신 학교, 전체 학점, 학과 등수 등을 직접적으로 작성하지 않는다. 다만 학과 수강과목 몇 개를 추려서 그 과목에 대한 학점을 본다. 예를 들어 3개의 수강과목과 학점을 써야 한다면, 보통은 학점 어필을 위해 전체 성적표 중 제일 학점이 높은 과목 3개를 쓴다. '한식조리실습 A+' '임상영양학 A' '식생활과건강 A'를 쓴 지원자가 있다면, '식품영양 전공과목을 잘 들었구나' '성적이 준수하구나'와 같은 평가를 받을 수 있겠다.

반면 '가정관리론 A+' '인간관계론 A+' '컴퓨터활용 A+'를 쓴 지원자가 있다면 '교양과목 위주네?' '전공과목 성적은 좋지 않나?'와 같은 평가를 받을 수도 있겠다. 물론 해당 지원자는 단순히 학점이 높은 과목을 쓴 게 아니라, 전공 이외에도 다양한 분야에 대한 관심이나 경험이 풍부하다는 것을 강점으로 내세우기 위해 쓴 것일 수도 있다. 하지만 이 같은 어필은 자소서나 면접 심사에서 유리하다. 즉, 직관적으로 학점만 보는 평가 항목에서는 물음표를 안겨줄 수도 있다는 말이다.

따라서 학점이 낮은 사람은 기회가 되면 당연히 학점을 높이기 위해 노력해야 할 것이고, 학점이 낮은 것을 뛰어넘을 수 있는 다른 무언가가 있어야 한다. 다양한 교외 활동이든, 아르바이트 경험이든, 그 어떤 것도 없다면 학교 때 성적은 조금 낮았지만 졸업 이후에 이러한 경험을 쌓았다 등 자신만의 스토리가 있어야 한다. 회사에서 당신을 뽑고 싶도록 말이다.

영양사 면허 취득,
재수는 생각지도 말자

식품영양 관련 전공자라면 영양사 면허 취득은 필수다. 그래야만 전공을 살린 취업이 가능하고, 임상영양사가 될 수 있는 조건이 갖춰지기 때문이다. 시험에 떨어져서 두세 번 응시했다는 사람을 직접 본 적은 없으나 영양사 면허 시험 합격률은 지원자의 60~70%대다. 한국보건의료인 국가시험 중 다른 직종에 비해 합격률이 가장 낮은 시험이라고 한다. 물론 여기에는 응시 접수만 하고 시험을 보지 않는 사람들과, 영양사에 큰 뜻이 없어 시험공부를 열심히 하지 않았으나 학과 졸업 후 의무적으로 시험을 치르다시피 하여 불합격한 사람들도 있을 것이다. 그러나 졸업과 동시에 전공을 살려 영양사로 일하고자 하거나 임상영양사가 최종 목표라면, 영양사 면허 시험의 재수 혹은 삼수는 생각도 하지 말자. 일 년에 한 번밖에 치러지지 않는 시험이기 때문에 단번에 합격해서 조기 취업할 수 있는 경쟁력을 가져야 한다.

사실 너무 오랜 시간이 흘러서 이 시험을 어떻게 준비했는지 잘 기억나지 않는다. 흐린 기억을 끄집어내어 당부하고 싶은 말은, 일단 시험이라는 것을 명심하라는 것이다. 식품영양 전공수업을 수강했다고 해서 관련 내용을 모두 숙지하고 있을 수는 없다(그랬다면 학점이 매우 좋지 않았을까). 무작정 전공과목의 교과서나 관련 교재들을 모두 훑는 것도 가능은 하지만 시간적인 제약이 있고, 들인 노력만큼 합격의 결과가 비례하지 않을 수 있다. 먼저 어떤 시험인지를 봐야 한다.

교시	시험 과목(문제 수)	문제 수	시험 시간	시험 형식
1교시	- 영양학 및 생화학(60) - 영양교육, 식사요법 및 생리학(60)	120	100분	- 문제 수: 총 220문제 - 배점: 1점/1문제
2교시	- 식품학 및 조리원리(40) - 급식, 위생 및 관계법규(60)	100	85분	- 총점: 220점 - 문제 형식: 객관식 5지선다형

※ 식품·영양 관계법규 : 「식품위생법」, 「학교급식법」, 「국민건강증진법」, 「국민영양관리법」, 「농수산물의 원산지 표시에 관한 법률」, 「식품 등의 표시·광고에 관한 법률」과 그 시행령 및 시행규칙

영양사 자격시험 시험출제 기준 (출처: 한국보건의료인국가시험원)

전 과목 총점의 60%, 매 과목 만점의 40% 이상 득점한 자를 합격자로 한다. 즉 총 220점 중 132점 이상을 득점해야 하며, 과락도 있어서 식품학 및 조리원리 과목은 16점 이상, 나머지 과목들은 각각 24점 이상은 득점해야 합격이다.

이러한 기준으로 실제 시험문제가 어떻게 나오는지 거기에 익숙해지는 것이 제일 중요하기 때문에 일단 기출문제는 필히 반복해서 풀어

봐야 한다. 한국보건의료인국가시험원(이하 국시원)에서 영양사 면허 시험 출제 자료를 제공하고 있다. 공식 홈페이지에서 최근 4~5년간의 기출문제를 무료로 받아볼 수 있으니 풀고 또 풀고 계속 풀어보라.

영양사 시험을 위한 교재를 별도로 구매해서 활용하는 것도 도움이 많이 된다. 정해진 시간 내에 시험과목의 방대한 내용을 모두 빠짐없이 숙지하기 어렵기 때문에 면허 시험을 위한 요점 정리 교재나 기출문제 또는 예상 문제를 접할 수 있는 문제풀이 교재로 공부하는 것이 효율적이다. 그래야 공부의 핵심을 빠르게 파악할 수 있다. '아, 이 부분은 과감히 버려도 되는구나' '여기 범위는 이 정도의 난이도까지만 알아도 되는구나' '이런 것까지 나온다고?' '이건 꼭 외워야 하는구나'처럼 시험의 흐름을 읽어내는 데 큰 도움이 된다. 핵심 이론을 요점 정리해서 학습의 효율성을 최대로 끌어올리고 시험 출제 유형이나 경향을 분석한 예상 문제 풀이 등으로 실전을 대비하는 것이다. 요즘엔 웹이나 모바일 강의 등 무료 동영상 강의도 함께 제공하는 교재들이 많이 나와 있어서 적극적으로 활용할 수 있다. 유료 동영상 강의를 수강하는 것도 좋다. 전 과목의 강의를 듣기도 하지만 필요한 시험과목만 선택해서 들을 수도 있다.

조금 더 적극적으로 시험 준비를 하는 사람들은 고시학원에 등록하기도 한다. 이론이 부족하다고 느끼는 사람들이나 졸업한 지 오래된 사람들은 주로 영양사 시험 준비반이 있는 고시학원을 찾아가 현장에서 강의를 듣고, 교재로 공부하며, 같이 준비하는 입시생들과 같이 스터디도 한다. 시간이나 비용적인 면에서 기꺼이 할애할 수 있는 상황이라면 최대한 많은 수단과 방법을 써서 시험을 준비할 수 있으리라.

지금 만약 식품영양을 전공하고 있다면 독학만으로도 충분히 합격할 수 있다고 본다. 대신 시험과 관련한 정보 습득 면에서는 혼자보다는 주위의 도움을 받는 것이 훨씬 좋다. 학과생이라면 학교에서, 동기 및 선·후배들끼리 정보를 공유할 수 있을 것이고, 학교 밖에서는 커뮤니티를 통해 많은 정보를 얻을 수 있다. 같은 영양사 면허 시험을 준비하는 사람들의 커뮤니티에서 다른 이들은 어떻게 공부하고 있는지, 지난 시험 회차 합격자의 노하우나 수기들을 쉽게 찾아볼 수 있다. 상대평가 시험이 아니기 때문에 경쟁자가 아닌, 같은 것을 공부하는 동지의 느낌으로 공부할 때 좀 더 동기부여가 되는 느낌이다. 하지만 결국 오롯이 스스로 열심히, 충분히 공부하는 것만이 합격의 노하우다.

영양사 면허 시험은 매해 9월 초에 응시원서를 접수하고, 12월 중순에 국가시험을 시행한다. 9월 이전부터 꾸준히 준비하는 경우도 있겠지만 대부분 시험 준비 기간은 응시원서 접수와 동시에 시작된다고 볼 수 있다. 딱 3개월 준비해서 합격한다는 마음으로 시작하자. 그렇게 시작해도 이 시험만 준비하는 것이 아니기 때문에 점점 준비 시간이 줄어드는 느낌이 들 것이다. 대부분 학과 졸업반 때 준비하기에 학교생활도 그대로, 취업을 위한 다른 스펙을 갖추기 위한 준비들도 그대로 하면서 영양사 시험 준비까지 하는 것이기 때문이다.

처음에는 3개월 남았으니 '하루에 이 만큼의 분량씩 이론 공부하고 문제 풀어야지. 완벽한 계획이야' 하다가 '어? 2개월 남았네? 그럼 이 만큼씩 더 많이 하면 돼. 괜찮아' 하는 단계로 넘어가고, 1개월 남았을 때는 똥줄이 타기 시작한다. '큰일났네. 아직 이론 공부 1회독도 못했는데. 이론 요약본만 보자.' '오 마이 갓, 2주 남았어. 기출문제만 들입다 파자.' 그렇게 시험 당일이 되어 끝난 후에는 고시장을 나오며 '망했어. 망했어'를 되뇌다. 그다음 해 1월 합격자 발표 전까지 커뮤니티에 들어가 "저만 어려웠던 거 아니죠? 여러분, 모두 합격하실 거예요. 파이팅!" 하는 시간을 갖게 된다. 합격 여부는 미지수이지만.

너무 과장해서 표현한 게 아닌가 싶겠지만, 나 역시 저런 과정을 거쳐 합격했다. 분명한 건, 모든 시험이 그렇듯 정말 열심히 준비해야 된다는 것이다. 시험 준비도, 그에 대한 결과도 오롯이 스스로 다 감당해야 하는 것이므로 핑계대지 말고 착실히 공부해서 한 번에 합격하자.

자격증,
딸 수 있는 건 다 따자

영양사 면허와 더불어 임상영양사 자격은 필수다

영양사 국가시험에 합격하면 영양사 면허증이 교부되고, 임상영양
사 자격시험에 합격하면 임상영양사 자격증이 발급된다. 면허증과 자
격증, 어떤 차이가 있을까. 면허와 자격을 엄격하게 구분하지 않는 경
우도 있고, 얼핏 두 단어의 의미가 같아 보이기도 하지만 결정적인 부
분에서 차이점이 있다. 〈국립국어원 표준국어대사전〉에 따르면 "'면허'
는 특정한 일을 할 수 있는 공식적인 자격을 행정 기관이 허가하는 것
을 말하고, '자격'은 일정한 신분이나 지위를 가지거나 일정한 일을 하
는 데 필요한 조건이나 능력을 말한다."

즉, 면허는 해당 면허를 취득한 사람만이 해당 업무를 수행할 수 있

다는 규제의 의미를 갖는 반면, 자격은 해당 자격 취득자가 해당 분야에 대해 일정 수준 이상의 지식과 능력을 가졌다는 보증의 의미를 갖는다고 볼 수 있다. 보증해주는 능력의 종류와 수준은 자격증마다 다르나. 예외적으로 조리사 자격증 같은 경우, 자격증 취득 후 해당 자격증에 따른 면허증을 별도로 발급받아야 업무 수행이 가능하다.

법령상으로 임상영양사는 자격이나 실무에서는 면허나 다름없다. 의료기관마다 차이는 있으나 대부분의 병원에서 업무 수행을 위해 채용 자격요건으로 영양사 면허증과 임상영양사 자격증은 필수다. 예를 들어 당뇨병, 고혈압 등 특정질환에 대하여 의사, 간호사, 영양사가 교육·상담을 진행하는데, 필수교육자 중 영양사는 국민영양관리법 제23조에 따른 임상영양사만 해당된다고 보건복지부에서 고시하고 있다. 그렇다면 필수 면허·자격 외에 주로 많이 취득하는 자격증이나 취득하면 좋을 만한 자격증에는 어떤 것들이 있는지 알아보자.

조리기능사 면허, 요리 똥손이어도 딸 수 있다

조리기능사(이하 조리사)는 한식, 양식, 중식, 일식, 복어조리의 메뉴 계획에 따라 식재료를 선정, 구매, 검수, 보관 및 저장하며 맛과 영양을 고려하여 안전하고 위생적으로 조리 업무를 수행하고 조리기구와 시설을 위생적으로 관리·유지하여 음식을 조리, 제공하는 전문 인력을 양성하기 위한 자격제도다. 식품위생법상 대통령령이 정하는 식품접객영

업자(복어조리, 판매 영업 등)와 집단급식소 운영자는 조리사 자격을 취득하고, 시장·군수·구청장의 면허를 받은 조리사를 두어야 한다. 병원은 환자급식으로 집단급식소 운영에 해당되므로 조리사 면허를 가진 자를 필수 인력으로 두어야 한다. 조리사는 영양사와 별도의 인력이므로 임상영양사로 일하기 위해 조리사 자격증을 취득할 필요는 없다.

대학교 때 스펙을 쌓기 위해 자격증을 준비하는 경우도 있고, 취업 후 일을 하면서 필요에 의해 준비하는 경우도 있지만 임상영양사들의 상당수는 조리사 자격증이 없다. 사람마다 다르다는 뜻이다. 뭐든 자격증이 하나라도 더 있으면 어떤 형태로든 도움이 될 수는 있으니 할 수 있다면 도전해봐도 좋겠다. 병원의 규모나 인력 운용에 따라서 조리사 자격증이 채용 필수 자격요건인 경우도 있어서, 조리사 자격증이 있다면 지원해볼 수 있는 회사가 더 많아질 수 있기 때문이다.

하지만 다른 사람들은 다 있는데 나만 없는 게 불안해서 어떻게라도 따야겠다는 생각에 무리할 필요는 전혀 없다. 자격 취득이 쉽지 않기 때문이다. 조리사 자격시험은 필기와 실기로 나뉜다. 필기시험은 일반적으로 교재나 온라인 강의 등을 통해서 독학으로 준비하고 기출문제 위주로 공부하는 편이다. 시험의 난이도가 아주 높은 편은 아니지만 분량이 상당히 많고 필기시험 합격률은 최근 몇 년 간 40% 초반 대다. 필기를 통과했다면 진정한 관문은 실기다. 실기시험 합격률은 30% 초반 대로 필기보다 더 낮다. 실기시험은 혼자 준비하기 쉽지 않아 보통 전문 학원을 찾아가는데, 실기시험에 출제되는 메뉴 구성, 조리 및 제공까지의 과정을 숙지할 수 있도록 커리큘럼이 잘 짜여 있고 실습을 통해 필요한 기술을 익힐 수 있다.

학원만 가면 될까? 소요되는 시간과 비용까지도 잘 생각해봐야 한다. 나는 대학 졸업 1년 전, 쌓아둔 스펙이 없어 자소서에 한 줄을 더 채우기 위해 뒤늦게 조리사 자격증을 따기로 했다. 필기시험은 전공과목으로 습득한 기본기를 필두로 기출문제집을 많이 푼 결과, 어렵지 않게 한 번에 필기시험에 합격했다. 필기시험 합격자 발표일 기준으로 2년간 추가 필기시험 없이 실기시험을 치를 수 있어 2년 동안 한식, 양식, 일식, 중식, 복어 순으로 도장 깨기를 다짐했었다. 순진한 생각이었다. 실기시험 준비를 위해 전문 학원에 등록했는데, 칼질도 제대로 못해서 무 채썰기부터 시작해야 했다(채칼을 쓰면 좋을 텐데). 달걀지단은 안 들어가는 메뉴가 거의 없다. 흰자와 노른자를 잘 나누고, 눌어붙지 않게, 찢어지지 않게, 얇게, 색깔 예쁘게, 일정한 모양으로 잘 잘라야 하는 온갖 기술의 집합체다(그냥 다 휘저어서 달걀 스크램블로 하면 좋을 텐데).

기초 실기 기술을 익히는 것부터 만만치 않았다. 한식조리사 실기시험은 대략 70분으로 진행되며 31개 메뉴(2024년도부터는 33개 메뉴) 중에서 두 가지가 랜덤으로 출제되는데, 비빔밥이 나와서 거의 울면서 시작했다. 시험 시간만으로 높은 난이도를 예상할 수 있는데, 비빔밥 시험 시간은 50분이었다. 청포묵 썰어 데치고, 밥 짓고, 파와 마늘 다지고, 도라지 썰고, 애호박 돌려 깎고, 고사리 썰고, 소고기 채 썰고 남은 고기는 볶은 고추장용으로 다지고, 다시마 튀기고, 달걀지단 부치고, 썰어둔 채소 볶고, 고기 볶고, 고추장 볶고, 밥 담고 그 위에 준비한 모든 재료 겹치지 않게 고명으로 올리면 완성이다. 순서를 복기해보는 것만으로도 시간에 쫓기는 느낌이다.

시험을 위한 조리 순서를 충분히 숙지하고, 시험에 필요한 정도의 조리 기술을 익히고, 시험에 도움이 되는 팁을 배우면 요리를 할 줄 모르는 똥손이라도 합격할 수 있을 것이다. 대신 한 번에 합격할 수 있다고는 보장하지 못하지만, 응원한다.

딸 수 있는 건 일단 다 따자, 위생사 면허

"지역사회단위의 모든 사람의 일상생활과 관련하여 사람에게 영향을 미치거나 미칠 가능성이 있는 일체의 위해요인을 관리하여 중독 또는 감염으로부터 사전 예방을 위한 6개호의 위생업무를 법률로 정하고 동 업무수행에 필요한 전문지식과 기능을 가진 사람으로서 보건복지부 장관의 면허를 받은 사람을 '위생사'라 한다."[2]

위생사 면허를 따기 위한 첫 번째 자격조건이 '전문대학 또는 이와 동등 이상의 학교에서 보건 또는 위생에 관한 교육과정을 이수한 자'여야 한다. 그래서 보통 식품영양학과 학생들은 관련 전공을 수강하고 3학년 하반기에 시험에 응시하여 대부분 위생사 면허를 취득한다. 영양사 면허 시험과 중복되는 과목도 있고, 학과 동기들과 같이 공부하면서 졸업 전에 취득하기 더욱 용이하다.

---

2 출처: 통계청 한국표준직업분류

다만 병원에서 임상영양사로 일할 때 위생사 면허는 있어도 모르고 없어도 모른다. 그럼 왜 따라고 하는 걸까? 병원에서 일한 경력을 토대로 국가기관의 식품위생직이나 보건직 공무원으로 이직할 때 위생사 (또는 영양사) 면허가 있으면 최대 5% 가산점 혜택이 있기 때문이다. 그렇게 이직한 선생님들이 나중에 위생당국의 현장 위생 점검 차 일했던 병원에 다시 오기도 한다. 요놈들 잘하고 있나 없나 하면서. 위생·보건직 관련 공무원 쪽으로 뜻이 있다면 무조건 취득하고, 그렇지 않더라도 식품영양 전공자는 응시 접근이 용이하고 영양사 면허 취득 전에 공부했던 것들을 미리 점검해보는 좋은 기회이므로 졸업 전에 따는 것이 좋겠다.

따고 싶었으나 취득에 포기했다, 보건교육사 면허

"보건교육사는 개인, 집단, 산업체 및 지역사회가 체계적이고 효율적인 보건교육을 통하여 건강상 바람직한 행동을 자발적으로 할 수 있도록 교육하고 환경을 조성하며 사전 예방적 건강관리 사업을 수행함으로써 국민의 질병을 예방하고 건강을 증진하는 전문직업인이다."[3]

병원에서 일하면서 임상영양사 중에 보건교육사 면허가 있는 사람은 거의 못 본 듯하다. 현실적으로 보건교육사 면허만으로 취업을 하기

---

3 출처: 한국보건의료인국가시험원 '보건교육사 직종안내'

는 불가능에 가깝다고 본다. 보건교육사 수행 직무 중 학교보건교육의 실시와 지원이 있는데, 현실은 간호학과에서 교직을 이수한 보건교사가 이미 수행하고 있으니 말이다.

대학원을 다니면서 보건교육사를 알게 되었다. 보건교육 관련 교과목을 이수하고 전문학사학위 이상이면 보건교육사 2, 3급 응시자격에 부합되었다. 2급 먼저 취득하고 석사학위를 취득한 후에 보건교육 업무에 2~3년 이상 종사해서 1급에 도전할 원대한 꿈을 꾸었다. 이수해야 하는 교과목을 살펴봤다. 보건교육학, 보건학, 보건의료법규 등 필수교과목 총 9과목 및 총 22학점을 이수하고 해부생리, 보건통계, 역학, 질병관리 등 선택교과목 총 4과목 및 총 10학점을 이수해야 했다. 대학교 수강 과목을 살펴보니, 해당되는 게 없어서 1차 포기. 대학원에서 해당 교과목을 다 들어야 하는데, 막상 전공 필수과목도 들으면서 보건교육사를 위한 응시자격 필수과목까지 다 수강하려니 졸업이 안 보여서 2차 포기. 못할 것 같으니 '이거 따서 쓸 일이 있겠어?' 하면서 자기합리화로 최종 포기였다. 나중에 정말 필요하면 사이버대학교에서 학점 이수해서 도전하겠다고 다짐했었다. 대학원을 졸업한 지도 벌써 여러 해가 지났으나 보건교육사 면허에 대한 필요성이 재기된 적이 없어서 여전히 도전은 마음속에만 남아 있다.

학점이 높을수록 좋듯이 자격증도 많을수록 좋다. 영어 점수, 컴퓨터 자격증, 한국사 점수 등 취업 준비를 하면서 필수 요건 또는 가산점 요건이 되는 자격들이 있다. '한국사능력검정'은 국가기관이나 보건직 공무원으로 영양사 업무를 할 때, '컴퓨터활용능력'은 병원에서 사무행정직으로 채용할 때 주로 보는 편이다. 그 말인즉, 임상영양사로 지원할 때 꼭 필요하지 않다는 뜻이다. 반면 토익, 토플이나 오픽 등 영어능력시험에 응시한 결과가 있어야만 지원할 수 있는 병원도 있다. 필수 채용요건일 때는 무조건 높은 점수일수록 유리할 것이고, 선택적으로 이력서에 써도 되고 안 써도 되는 경우에는 자기 점수를 잘 보고 결정해야 한다. 토익 만점이 990점인데 300~400점 대 점수를 받았다면 이력서에 쓸 것인가 말 것인가. 이력서에 뭐든 한 줄이라도 더 쓰고 싶은 마음은 이해하지만 통상적으로 저득점 점수로 일컬어지는 점수를 기재하여 공식적으로 '못했구나'로 판단되어지는 것보다는 아예 공란으로 두어 영어 점수 혹은 영어 실력에 대해서는 미지수인 채로, '판단 보류'로 남겨놓는 것이 더 낫지 않을까 싶기도 하다.

임상영양사
자격기준과 교육과정

임상영양사 자격기준

임상영양사가 되려면 식품영양학(관련)과를 졸업하여 학사학위 이상을 받고, 영양사 면허를 먼저 취득하여야 한다. 영양사 면허 취득에 필요한 학과 또는 학부(전공) 기준은 영양학과, 식품영양학과, 영양식품학과와 식품학, 영양학, 식품영양학, 영양식품학 전공이다. 영양사 면허 취득 후 임상영양사 교육기관으로 지정된 대학원에 입학하여 임상영양사 교육과정을 수료하고, 보건소·보건지소, 의료기관, 집단급식소 등 보건복지부장관이 정하는 기관에서 1년 이상 영양사로서의 실무 경력을 충족한 사람이어야만 임상영양사 자격시험에 응시할 수 있다. 그리고 자격시험에 합격하여야 임상영양사 국가자격을 취득하게 된다. 다시 말해, 대학교에서 대학원 석사까지 거의 6여 년 이상 식품영양 공부를 하고, 거기다 1년 이상의 영양사 경력까지 갖추어야만 임상영양사 자격시험을 칠 자격이 주어진다는 뜻이다. 요구하는 학력 조건이 아주 뚜렷하고 실무 및 교육이수 시간이 꽤 소요되기 때문에 긴 시간이 필요하다.

임상영양사 교육과정

임상영양사 교육을 신청할 수 있는 사람은 영양사 면허를 가진 사람이어야 한다. 임상영양사의 교육은 보건복지부장관이 지정하는 임상영양사 교육기관이 실시하고 그 교육기간은 2년 이상으로 한다. 임상영양사 교육기관은 영양학, 식품영양학 또는 임상영양학 전공이 있는 일반대학원, 특수대학원 또는 전문대학원이 대부분이다. 해당 교육기관은 임상영양사 자격시험을 주관하는 기관인 한국영양교육평가원에서 지정·평가하고 운영현황을 관리하고 있다. 2024년도 기준 임상영양사 교육기관은 총 50개 학교, 교육생 정원 총 277명으로 지정되어 있다.

대학원 진학도 두 종류로 나뉜다. 임상영양사 교육기관으로 지정된 대학원들은 일반대학원과 특수대학원으로 나뉘어져 있다. 흔히 일반대학원은 주간, 특수대학원은 야간에 교육과정이 개설되어 있다. 일반대학원은 전문적인 연구와 학문적인 경험이 훨씬 더 강조된다. 주간 시간대에 학문적인 활동에 더욱 집중하고 교수님, 대학원생들과 함께 연구를 하는 활동이 주를 이룬다. 임상영양사 취득은 당연한 것이지만 연구 활동과 그로 인한 논문 작성, 데이터를 다루는 통계 분석 능력 등을 키울 수 있기 때문에 병원에서 실무 임상영양사로서 일하는 경우도 있지만 연구자의 길을 걸을 수도 있고, 보건당국 등 보건 정책을 다루는 곳으로 취업할 수도 있고, 건강이나 질병 등 사회 현상을 통계학적으로 관찰하거나 실험, 연구하는 분야로 진출할 수도 있다. 그래서 임상영양 전공을 살려서 일은 하고 싶지만 아직 구체적으로 정하지 않았거나 혹은 모르는 분야에 대해서 더 깊게 알고 싶어 하는 경우는 일반대학원으로 진학하게 되는 것 같다. 대신 주간에 강의 및 연구가 진행되기 때문에 오로지 학문에만 전념하게 되어 시간적인 제한, 생활비와 학비 충당을 위한 경제적인 부담 등이 생길 수 있다.

반면, 특수대학원은 주로 저녁 시간대에 강의가 진행되기 때문에 주간에 일을 할 수 있어서 주로 실무 경력을 겸하면서 임상영양사 교육과정을 동시에 진행할 수 있다. 1타 2피의 장점이 있지만, 야간 대학원은 주로 직장인들이 많이 다니기 때문에 주간보다는 진학 경쟁이 더 치열해질 수 있다. 그리고 주간에 일하고 야간에 대학원을 다니면 아침부터 밤까지 하루 종일 바쁘다. 일과 학업을 동시에 병행했을 때 오는 스트레스가 있을 것이다.

각자 하고자 하는 것과 처한 상황에 따라 선택지는 다를 것이며, 병원에서 임상영양사로 일할 수 있게 된다는 면에서는 어쩌면 같다고 말할 수도 있다.

교육기관 지정번호	기관명	교육생 정원	교육개시 연도
10	가천대학교 특수치료대학원	10	2012
28	가톨릭대학교 일반대학원	5	2012
23	강릉원주대학교 일반대학원	5	2012
39	경남대학교 대학원	5	2013
53	경북대학교 일반대학원	3	2024
40	경상대학교 융합과학기술대학원	5	2013
30	경희대학교 동서의학대학원	10	2012
31	경희대학교 일반대학원	4	2012
38	계명대학교 일반대학원	5	2013
48	공주대학교 일반대학원	5	2019
49	군산대학교 일반대학원	5	2021
43	단국대학교 일반대학원	5	2013
20	대구가톨릭대학교 일반대학원	3	2012
35	대구대학교 대학원	3	2013
26	대전대학교 일반대학원	5	2012
14	대진대학교 일반대학원	5	2012
44	덕성여자대학교 일반대학원	3	2013
13	동덕여자대학교 미래전략융합대학원	5	2012
1	동아대학교 일반대학원	5	2012
37	동의대학교 대학원	3	2013
15	명지대학교 일반대학원	10	2012
9	부경대학교 산업대학원	5	2012
6	부산대학교 일반대학원	5	2012
52	상명대학교 일반대학원	5	2022
18	서울대학교 대학원	5	2012
21	서울여자대학교 대학원	5	2012

교육기관 지정번호	기관명	교육생 정원	교육개시 연도
50	성신여자대학교 생애복지대학원	5	2021
27	성신여자대학교 일반대학원	8	2012
46	수원대학교 일반대학원	5	2015
24	숙명여자대학교 대학원	5	2012
5	순천향대학교 건강과학대학원	10	2012
45	신라대학교 일반대학원	3	2015
12	연세대학교 생활환경대학원	11	2012
51	연세대학교 일반대학원	3	2022
33	영남대학교 일반대학원	5	2013
4	울산대학교 일반대학원	10	2012
17	원광대학교 일반대학원	3	2012
47	을지대학교 일반대학원	2	2016
7	이화여대 임상바이오헬스대학원	10	2012
11	인제대학교 일반대학원	7	2012
19	인하대학교 일반대학원	5	2012
8	전남대학교 대학원	5	2012
29	전북대학교 일반대학원	5	2012
42	제주대학교 일반대학원	4	2013
32	조선대학교 일반대학원	5	2013
3	창원대학교 보건대학원	5	2012
2	충남대학교 대학원	7	2012
25	충북대학교 대학원	5	2012
16	한양대학교 일반대학원	10	2012
36	호서대학교 일반대학원	5	2013

임상영양사 교육기관 지정 현황(가나다순)
(출처: 한국영양교육평가원 공식 홈페이지)

임상영양사 교육과정의 과목은 이론 과목과 실습 과목으로 구분하고, 과목별 이수 학점 기준은 다음과 같다.

구분	과목명	학점
이론 과목	고급영양이론	3
	병태생리학	3
	임상영양치료	6
	고급영양상담 및 교육	2
	임상영양연구	2
실습 과목	임상영양실습	8
계		24

1) 이론과목에 대해서는 수업 학기당 15시간을 1학점으로 인정하고, 실습과목에 대해서는 60시간을 1학점으로 인정한다.
2) 실습은 일주일에 40시간까지 인정하며, 최소 4학점 이상은 실습 협약기관으로 지정된 의료기관에서 실습해야 한다.

임상영양사 교육과정의 과목별 이수학점 기준
(출처: 국민영양관리법 제23조 및 동법 시행규칙 제27조제1항 (임상영양사 교육과정의 과목 및 수료증 발급)의 별표 3)

(제2장)

본격
임상영양사가

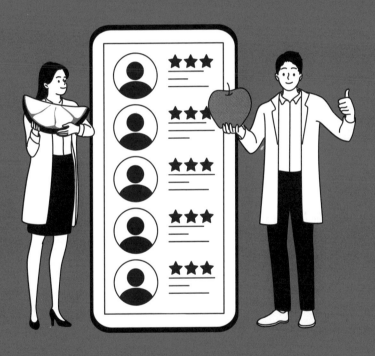

되기 위한 과정

예비 임상영양사의 첫 도전, 실습

1장에서는 임상영양사의 자격기준과 교육과정에 대해 살펴보았다. 이번 장에서는 자격기준 중 실무 경력은 어디에서 채우는지, 교육과정 중 실습과목은 어떻게 이수하는지 등 좀 더 구체적으로 알아보고자 한다. 또한 임상영양사 자격을 취득한 뒤 실제 임상영양사로 채용되기까지의 험난한 여정을 체험해보자.

법령에 명시된 것처럼 임상영양사 교육과정에서 실습은 필수과목이다. 실습은 일주일에 40시간까지 인정하며 약 11~14주간 실습이 진행되고, 최소 4학점 이상은 실습협약기관으로 지정된 의료기관에서 실습해야 한다. 실습기관마다 임상영양실습 교육 프로그램이 있고, 기간별 실습 내용에 따라 교육 및 과제 수행이 진행되며, 실습생에 대한 실습 성과 평가가 실습과목 학점으로 인정된다.

실습을 진행했던 병원의 프로그램을 예로 실습 내용을 살펴보자.

1주 차 실습, 처음엔 모든 게 신기하기만 했다

1주 차는 임상영양사의 기본 직무를 알고, 실습기관인 의료기관의 업무 규정·지침을 배운다. 의학용어 학습이 기본이며, 환자의 영양상태 평가 방법 및 영양관리 과정에 대한 전반적인 인지의 시간을 갖는다.

실습 첫날은 정말 두근두근, 설렘 반 긴장 반이었다. 안내를 받고 갔던 곳은 상담실 같은 곳이었는데 실습 기간 동안 그곳에서 배우고, 과제하는 모든 실습 일과를 진행했다. 첫날은 실습을 총괄하는 선생님이 오셔서 기본적인 업무에 대해 말씀해주셨는데 병원이 커서 놀라고, 생각했던 것보다 업무가 많고 그 업무들이 또 많이 세분화되어 있어서 놀라고, 영양사 선생님들이 많아서 놀라고……, 계속 놀랐던 것 같다. 병원 건물이 여러 개로 나뉘어져 있어서 선생님들을 따라 병원 전체를 투어하는 데만도 한참 걸렸다. 암 병동, 어린이 병동처럼 건물마다 이름이 따로 있었다. 그리고 그 병동마다 영양팀 사무실이 있었고, 영양교육실도 나뉘어져 있어서 규모가 상당했다.

실습 초반에는 영양사 선생님도 많고 사무실과 교육실도 많아서 그저 놀라웠는데, 이후 실습을 하면 할수록 '아니 이 인원으로 어떻게 1~2천 명의 환자 식사를 매끼 제공하고 매일 영양교육 및 상담을 해내는 거지?'란 생각이 들었다. 그곳에 계시는 선생님들이 대단해 보이고 멋있어 보여, 나도 나중에 저런 선생님이 되고 싶다는 생각을 하면서 실습에 임했었다.

막연하게 생각했던 영양교육이나 상담 과정들도 병원의 업무 규정에 맞춰서 진행되고 있었다. 예를 들어 소아과 외래에서는 진료 중에 교육을 의뢰하고, 진료가 끝남과 동시에 그 옆에 있는 교육실로 가서 의뢰된 교육과 관련하여 간호사, 영양사 선생님들이 순차적으로 교육을 실시한다. 교육할 때 쓰이는 교육 자료도 교육 의뢰 사유나 교육 대상자에 따라 정해져 있었다. 그 교육 자료에 담긴 내용들도 규정상 어떠어떠한 것들이 반드시 포함되어야 한다는 기준에 준하여 만들어졌다고 했다. 아마 누가 하더라도 기본적인 규칙대로 진행할 수 있게끔 하기 위한 것이란 생각이 들었다. 규정들이 너무 많아서 익혀나가는 것도 만만치 않았던 기억이 있다.

그다음은 의학용어를 배우는 시간이었다. 의학용어 및 실습 병원에서 쓰는 의학약어들을 정리한 책이 있었는데, A부터 Z까지 매우 방대했지만 진료과 및 치료실을 지칭하는 약어부터 배워야 했다. "오늘은 SICU rounding 갔다가 GS 병동 OP 교실을 갈 거예요." 하면 어디부터 가는지를 알아들어야 했기 때문이다. 외과-GS(General Surgery), 신경외과-NS(Neuro Surgery), 정형외과-OS(Orthopedic Surgery), 내분비내과-END(Endocrinology), 신장내과-NE(Nephrology), 혈액종양내과-HO(Hemato-oncology), 내과계중환자실-MICU(Medical Intensive Care Unit), 외과계중환자실-SICU(Surgical Intensive Care Unit) 등 병원 층별 게시판에 쓰인 약어를 보면서 맞춰보곤 했다.

그다음으로는 영양관리 실제 업무의 첫 번째 단계인 영양상태 평가 방법에 대해 배웠다. 병원에 입원한 모든 환자를 대상으로 영양상태를 평가하고, 영양상태가 불량하다고 의심되는 환자들을 선별하여 추가적인 영양판정을 실시하는 것이었다. 그리고 영양판정 시 영양상태가 정말 불량한 환자여서 영양중재가 필요한 경우에는 해당 환자의 진료과에 영양중재가 필요하니 영양팀으로 이러이러한 협의진료(이하 협진)을 의뢰해달라고 역으로 요청했다. 그 요청에 대한 회신으로, 영양팀으로 교육을 의뢰하거나 식사를 조정해달라는 협진을 줬다.

2주 차 실습, 병원급식을 배우다 I

2주 차는 병원급식관리의 지침을 이해하고, 환자식 식단 작성 및 영양가 분석 등의 과제를 수행한다. 실습 병원은 병원급식관리를 전문적으로 맡아서 하는 업체가 따로 있었고, 규정대로 급식관리가 진행되고 있는지 등의 총괄 관리 업무를 영양팀에서 하고 있었다. 병동마다 영양팀 사무실이나 영양교육실이 나뉘어져 있듯이 급식을 관리하는 위탁급식실과 조리장도 나뉘어져 있었고, 위탁급식실의 영양사 선생님들과 조리사 선생님들, 수많은 조리원 선생님들이 있었다. 그 인원수만 100명을 훌쩍 넘었다.

우선 환자에게 제공되는 메뉴들이 실제로 구현되기 위해서는 식단 작성이 먼저 이뤄져야 했다. 급식실 영양사 선생님들이 실제 식단을 작성하는 모습도 보고, 실습 과제로 일주일 치 환자식 식단 작성을 해보았다. 실제로 제공했던 병원의 식단도 참고하고, 교육 자료로 쓰고 있던 식단 리플릿도 보면서 식단을 짜기 시작했다. 우선 메뉴별로 어떤 식재료가 들어가는지 알아야 하는데, 메뉴나 식재료가 중복되는 것도 피해야 하고 환자가 먹으면 안 되는 메뉴도 가려야 하며 제철 식재료를 활용한 메뉴도 반영해야 했기에 생각보다 많이 어려웠다.

과제 검사를 맡던 날, 하루 세끼 식단에서 국 메뉴가 겹치지 않게 식단을 짰다고 생각했는데 짜고 나서 보니 3일 연달아 아침마다 된장국인 게 아닌가. 아욱된장국, 된장찌개, 호박된장국. 이렇게 되지 않으려면 하루치도 봐야 하고, 끼니별로도 봐야 했다. 어떤 끼니는 쌀밥, 육개장, 제육볶음, 가지무침, 콩나물무침, 포기김치로 작성했는데, 메뉴별 레시피까지 살펴보니 쌀밥을 뺀 나머지 모든 국과 반찬에 고추장 또는 고춧가루 양념이 공통적으로 들어간 걸 알았다. 한마디로 온통 빨간 반찬들이었던 것이다. 메뉴명에서는 겉으로 드러나지 않지만 사용한 양념류가 중복되는 것, 쉽게 표현하면 김치볶음밥을 김치찌개와 포기김치와 함께 먹는 그런 식단이었다. 아무리 맛있어도 식단 작성 시에는 부적합한 메뉴인 것이다.

보쌈정식이라는 메뉴명으로 보쌈고기, 굴, 무무침 등으로 구성했는데 생굴은 위생이나 감염의 문제로 환자에게 제공이 불가하였고, 위탁 급식실에서도 같은 사유로 취급 금지 식재료였다. 또 식재료를 다양하게 쓸 겸 마침 제철음식이기도 한 광어매운탕을 메뉴로 작성했다. 광어의 구입 단가가 얼마나 되는지도 모르고 단체 급식에서 주겠다고 한 것이다. 그 밖에도 한 끼에 조리방법이 모두 볶음인 메뉴도 있었는데, 이는 조리 방법에 따른 조리 소요 시간이나 조리장의 조리기구나 설비 상태는 전혀 고려되지 않은 식단이었다. 식단을 작성할 때 고려해야 할 사항이 너무 많아 정말 힘든 일임을 느꼈었다.

3주 차 실습, 중환자 영양지원을 배우다 I

3주 차는 영양집중지원 환자 관리를 위한 이론교육을 받는다. 입으로 식사를 할 수 없는 환자들을 대상으로 영양관리가 이루어지는데 대부분의 대상 환자들이 중환자실에 있는 환자여서 괜히 더 조심스럽고 어렵게 느껴졌던 것 같다. 예를 들어 입으로 식사하는 환자에게 적당한 식사량을 제시할 때, 환자의 체격이나 평소 섭취량 등을 고려해서 한 끼 밥의 양을 230g이라고 계산했는데 알고 보니 환자의 신체계측에 대한 기록이 잘못되어 있었던 것이다. 다시 계산했을 때 밥의 양은 210g이었다. 하루 100칼로리 정도 차이가 나는 것인데, 밥을 먹는 일반 환자들은 이로 인해 상태가 급변한다거나 치료에 차질을 줄 정도가 아니라면 별문제가 되지 않을 수 있다. 그러나 입으로 삼키는 것이 불가하여, 흔히 말하는 콧줄을 통해 영양액으로 식사를 하는 환자의 경우 정해진 양만큼만 먹을 수 있기 때문에 100칼로리 차이가 크게 느껴질 수 있다. '내가 계산을 잘못해서 그만큼 환자가 먹는 양이 많거나 모자라서 즉각적으로 환자에게 어떠한 영향이 나타나는 것은 아닐까. 이게 맞게 계산한 걸까, 아니면 어쩌지' 같은 막연한 생각으로 두려웠다.

이때는 실습생이라 잘 몰라서 더욱 그랬던 것 같다. 이때는 다른 실습 주차의 주제보다 조금은 생소했기 때문에 더욱 열심히 배웠다. 그렇게 1~3주 차는 실무를 수행하기 위한 이론적인 내용에 대한 교육을 주로 받게 되고, 4주 차 이후부터 실무에 가까운 실습이 진행된다.

4주 차 실습, 병원급식을 배우다 II

4주 차는 환자 급식관리 실습 주간이다. 식재료 발주, 검수, 전처리에서부터 조리 생산, 상차림 점검, 배선 작업까지 수행되고 있는 병원급식 현장을 체험하게 된다. 2주 차에 작성해봤던 식단을 기준으로 일련의 급식관리 과정이 어떻게 이루어지는지 작업 공정들을 참관할 수 있었다. 식단 작성이 완료되면 그 식단대로 제공하기 위해 필요한 식재료를 발주한다. 병원의 한 끼 예상식수를 파악하고, 들어와야 하는 식재료의 규격을 확인한 후 필요한 수량만큼 발주 시스템을 통해 주문한다.

실제로 이런 일이 있었다. 치료식 메뉴에 들어가는 호박은 애호박이고 1개가 기본 발주 단위인데, 환자식 메뉴에 들어가는 호박은 주키니 호박이고 기본 발주 단위가 1박스였다. 1박스에 들어 있는 수량은 호박 무게에 따라 달라지지만 보통은 20개 내외다. 그런데 어떤 메뉴에서 쓰는 호박인지 헷갈리거나 착각하게 되면 발주 오류가 생긴다. 주키니 호박 20개가 필요해서 발주 수량을 1로 입력하고 발주를 완료했는데,

실제로 호박이 입고된 날 애호박 1개가 들어왔다. 맙소사, 발주 품목을 잘못 선택했던 것이다.

식재료를 발주할 때는 식재료의 규격, 즉 품질, 크기, 무게, 단위, 입고 가능일 등을 꼼꼼히 확인해야 한다. 발주된 식재료가 입고되면 검수를 시행한다. 검수는 발주한 내용대로 알맞게 물건이 들어왔는지를 일일이 확인하는 것이다. 발주는 보통 입고 희망일 1~2일 전에 이루어지는데, 신선한 식재료를 바로바로 쓰기 위해 일반적으로 식재료 입고 시점은 새벽이다. 위탁급식실 영양사와 조리사 선생님이 새벽에 출근하면 검수를 진행하고 병원 영양사 선생님이 출근하는 아침 시간에 2차 검수가 또 진행된다. 검수 과정에서 이상이 없었으면 식재료를 다듬는 과정, 전처리 작업이 이루어진다. 포장을 제거하고 씻고 껍질 벗기고 자르는 전처리 과정이 완료되면 조리 과정으로 넘어간다.

실제 조리장은 엄청 크고 조리 장비들도 무지 많았는데 밥솥, 국솥만 봐도 어마어마했다. 조리사 실장님이 밥솥에서 몇 백인분의 볶음밥을 쉴 새 없이 볶아내는데, 멀리서 잘못 본 줄 알았다. 삽으로 볶고 계셨다. 양이 엄청났으니 당연한 것이지만 양도, 실장님 힘도, 조리기구의 화력도 모든 게 굉장했다. 밥도 대량, 국도 대량, 반찬도 엄청난 양으로 만들어졌고, 그 메뉴들이 환자에게 제공되는 식사로 상차림되는 과정들이 신기했다.

조리가 다 되면 조리원 선생님들이 병원 식기에 하나하나 일일이 담아냈다. 어떤 메뉴가 어떤 크기나 모양의 식기에 담아서 나가야 하는지가 지침서에 하나하나 다 기재되어 있었다. 반찬별로 담는 공정이 정해져 있었고 담당 조리원 선생님들도 정해져 있었다. 담아내야 하는 가짓수가 많다 보니, 담는 과정 중에도 다 담아진 메뉴들은 온장고나 냉장고에 따로 보관을 했다. 환자에게 적정 온도로 제공하기 위함이었다.

그렇게 모든 담기 공정이 끝나면 실제 환자에게 제공되는 식판에 밥, 국, 반찬 식기들을 차리는 상차림 공정이 시작된다. 상차림은 일반 환자상과 치료 식사상이 나뉘어져 이루어진다. 일반 환자상은 컨베이어[4] 라인을 통해 차려졌다. 컨베이어 라인 구역별로 담당자가 위치하고 상차림을 할 모든 메뉴들이 구비되어 있고, 제일 위 라인부터 상차림을 시작한다. 환자의 이름, 병실, 식사명이 적힌 네임카드를 식판에 먼저 올리고 순서대로 어육류 반찬, 채소 반찬, 김치, 밥을 상차림하고 마지막에 국을 차린다. 모든 메뉴가 식판에 상차림되면 제일 아래 라인에서 영양사 선생님이 최종 상차림을 점검하고, 문제가 없다면 배식차에 상을 옮겨 싣는다. 이 배식차는 조리장에서 환자가 있는 병동까지 이동하는 환자식 운반차로, 차 내부에 온장과 냉장 시스템이 탑재되어 있어서 환자에게 식사를 배식할 때까지 적온 급식을 할 수 있도록 해준다.

식재료의 전처리, 음식 조리에서 상차림까지 수행했던 조리원 선생님들은 이때부터 환복을 하고 배식원 선생님이 되어 배선 작업까지 진행한다. 배식차를 직접 운전해서 병동까지 가고, 각 병실의 병상 환자들에게 직접 배식을 수행한다. 배식차를 운전해보려고 배우기도 했었는데, 운행 속도 조절이나 방향을 전환하는 일이 보통이 아니었다. 차

---

4 물건을 일정한 거리 사이를 자동으로 연속 운반하는 기계장치.

무게도 상당하고 사고 위험도 있어서 상당한 숙련도가 필요했다.

5~9주 차 실습, 본격적으로 임상영양 실전을 배우다

5~9주 차는 질환별 환자 관리 실습 주간이다. 당뇨병, 비만, 종양, 신장, 심장, 재활, 소아환자 등 질환에 따른 영양관리 고려사항을 배우고, 실제 영양교육 및 영양상담에 참관한다. 의무기록 작성법을 배우고 참관 후 환자 영양관리에 대한 사례 기록을 해본다.

5주 차부터는 정해진 프로그램대로, 시간별로 담당 선생님들이 들어와 실제 맡은 업무에 대해 알려주고 환자와 직접 대면하는 등의 실제 업무 모습을 참관할 수도 있었다. 영양교육 대상자는 진료 구분에 따라 크게 외래와 입원으로 나뉘고, 질환별로 다시 세분화된다. 외래 환자들은 외래 교육실로 찾아오면 교육이 진행되는데, 실시간으로 이루어졌다. 외래 진료처럼 예약되어 있는 것이 아니라 진료를 보러 왔다가 교육까지 듣고 가라고 권하는 것이기에 환자들이 끊임없이 들어왔다.

외래에서 당뇨병 교육을 진행하는 환자 중에서는 아직 당뇨병은 아니지만 당뇨병 전 단계나, 건강검진에서 혈당 수치가 높아 생활습관 개선을 목표로 오는 분들이 꽤 있었다. 당뇨병도 아닌데 왜 교육을 받아야 하는지 의아해하는 분들도 있었고, 당뇨병 진단을 받을까 봐 심각하게 걱정하는 분들도 있었다. 같은 당뇨병 교육이라고 해서 1번부터 10번까지 다 똑같은 패턴으로 교육이 진행되지 않음을, 애초에 그렇게 진행될 수 없음을 깨달았다. 개인별로 하는 일대일 교육은 치료적인 면에서 주치의가 교육을 권했으니 환자가 교육을 받겠다고 하는 것이겠지만, 교육 상담료를 수납하고 교육을 받는 것은 현재의 질병 치료를 위해서든 혹은 특정 질병을 예방하기 위해서든 환자 스스로도 원하는 바가 있어서일 것이다. 그런 다양한 상황에 있는 환자들의 니즈에 맞춰 교육을 해주는 담당 선생님이 프로페셔널해 보였다. 실제 눈앞에서 영양관련 학회지나 병원 홍보물에서나 본 듯한 장면, 흰 가운을 입은 영양사 선생님이 교육실에서 환자에게 식품 모형과 교육 자료를 보여주면서 교육하는 선생님들의 모습이 멋져 보였다.

입원 환자들은 병동에 있는 상담실에서 교육이 진행될 때도 있었지만 병실 침상에서 이루어지는 경우가 많았다. 침상 사이드 테이블을 펼치고 거기에서 교육 자료를 이용해서 교육하거나 일부 준비해간 식품 모형을 보여주기도 했다. 1인 병실이 아닌 다인실 병실에서는 교육 대상자가 아닌 다른 환자분들도 있어서 다 같이 들을 때도 있었는데, 가끔 시끄럽다고 나가서 하라고 할 때도 있었다. 입원 치료 중인 환자들은 외래 환자들보다는 치료의 시급성이 높고 즉각 개선이 필요한 상태이기 때문에 현재진행형인 치료 계획에 따라, 입원 중에는 어떤 식으로 영양관리가 되는지를 알려주고 퇴원한 이후에 집에서는 자가관리를 어떻게 해야 하는지를 구분해서 교육을 진행했다.

예를 들어, 혈당 조절이 너무 안 돼서 입원한 환자가 있었다. 인슐린 주사도 용량대로 맞지 않고, 식사는 잘 안 하면서 간식을 너무 자주 먹던 환자였다. 치료 계획은 입원해서 정해진 시간에 알맞은 양만큼만 식사를 하고 먹는 양에 맞춰 약물 용량을 조절해서 혈당 수치가 목표치에 근접하도록 조절하는 것이었다. 퇴원 후에도 그렇게 치료한 과정들이 최대한 유지될 수 있도록 도와주는 과정 중에 하나가 교육이었다.

교육 순응도가 좋은 환자들도 있었지만, 입원 치료를 할 정도로 현재 상태가 좋지 않아 심리적으로도 많이 지쳐서인지 교육 진행에 대해 날이 서 있는 분들도 있었다. "병원식이 맛이 없어서 못 먹겠다" "이걸 환자에게 먹으라고 주는 거냐" "병원에서는 다 해주니까 그렇지, 퇴원하면 이렇게 못한다" 등등. '영양교육'이란 하나의 이름으로 진행되었지만 정보 전달도 해야 하고, 환자의 정서나 심리적 상태까지 살피며 어루만져야 하는 상담자 역할과 그에 필요한 상담 기술도 많이 요구되는 것 같았다.

어떤 환자는 진료나 회진 때 시간이 부족해서 의사 선생님께 말도 못 꺼냈다며 많은 말들을 영양사 선생님에게 쏟아내는데, 그러한 부분들도 들어줘야 할 때와 끊어야 하는 타이밍을 잘 알고 부드럽게 대처하시는 담당 선생님의 모습을 보며 '저게 실력이구나. 전문가구나'란 생각을 했다.

10~11주 차 실습, 중환자 영양지원을 배우다 Ⅱ

10~11주 차는 영양집중지원 환자의 영양관리 실습 주간이다. 경관영양 또는 정맥영양이 필요한 환자의 영양상태를 평가하고 영양치료

계획을 세우는 일련의 과정을 체험하고, 중환자실 회진에 참관하기도 한다. 3주 차 영양집중지원의 이론에 대해 배웠던 내용이 실무에서 어떻게 적용되는지 실제를 보게 된 실습 주간이었다.

영양집중지원 환자의 영양상태를 평가하기 위해 환자 정보를 취합하는 것, 즉 이니셜 노트를 작성하는 것이 첫 번째 과제였다. 환자 상태를 평가하기 위한 병력, 약물력, 식사력, 신체계측 정보, 혈액 검사 정보, 치료 계획 등을 어디에서 확인하는지, 확인한 정보들로 환자의 영양상태는 어떤 기준으로 어떻게 평가하는지, 영양 공급의 경로나 앞으로의 영양적 치료 방향은 어떻게 세울 것인지 등을 실제 중환자실에서 치료가 필요한 환자를 대상으로 해보는 것이었다.

의무기록을 통해 작성했던 이니셜 노트를 가지고 중환자실의 환자를 보러 갔다. 직접 눈으로 보면서 알게 된 것들이 많았다. 환자의 몸무게는 침대 자체로 측정되는데, 대신 이 무게는 각종 치료 장비와 침구 무게까지 포함된 것이기에 중환자실에서는 정해진 시간에 여러 집기들을 치운 상태에서 최대한 환자 몸무게를 측정해서 기록으로 남겨 둔다는 것. 약이 들어간다고 하는 것은 직접 복용하거나 엉덩이 주사처럼 바로 놓는 것이 아니라 수액 제제에 섞어서 일정한 속도와 양으로 주입되는 거라는 것. 식사 처방이 금식인 환자가 콧줄을 하고 있는데, 이는 영양액 주입을 위한 콧줄이 아니라 배액의 역할을 하기 위한 콧줄이라는 것. 콧줄로 영양액을 주입할 때는 반듯하게 눕힌 상태가 아니라 침대 머리를 올려서 상체를 세운 상태에서 주입한다는 것과 피딩펌프에 연결해서 지속적으로 주입하지만 수혈 치료를 할 때는 일시 중단한다는 것 등등. 책으로 배웠던 내용들을 눈으로 직접 확인하면서 새롭게 깨닫는 시간이었다.

기록상의 환자와 현재 실시간상의 환자를 모두 확인한 다음, 최종 영양치료 계획을 세우고 그 내용을 다른 의료진도 볼 수 있도록 의무기록을 작성했다. 이때 이 환자는 이러이러한 상태에 입각하여 영양 요구량을 이만큼으로 산정했고, 영양액 종류 중 이것이 적절한 것으로 보이며, 초기 공급 속도 및 며칠 내에 최종 요구량에 도달할지 등을 실습생들과 논의했다. 담당 선생님께서 이 부분은 적절하고 이 부분은 수정이 필요하다 등을 말씀해주셨다.

그다음으로는 해당 환자의 영양지원에 대한 계획, 중재 및 모니터링을 위해 의사, 간호사, 약사, 영양사 선생님들이 모두 모여 회의하는 시간이 매일 있었다. 제일 뒤에 앉아서 회의 과정을 지켜봤었는데 뭔가 대단하면서도 그 분위기에 압도되어 내적으로 위축되기도 했다. 교수님이 환자에 대해 뭔가를 물어보셨을 때, 담당 영양사 선생님이 막힘없이 대답하는 모습에 '나는 저렇게 할 수 있을까'란 생각에 조금 움츠러들었던 것 같다.

12주 차 실습, 임상영양 실무 맛보기가 끝났다

대망의 마지막 12주 차에는 그동안의 실습 자료를 정리하고 실습에 대해 평가하는 주간이다. 출석부를 확인하고, 매일 작성했던 실습 일지를 최종 취합하여 학교 제출용과 실습병원 제출용으로 나누어 실습 자료를 정리했다. 주차별 실습에 대한 피드백을 한 번 더 정리해주는 실습 종료회의 시간도 가졌다. 종료 전날까지도 실습생마다 각자 정해진 주제와 관련된 논문을 찾아보고, 논문 내용을 정리하여 발표하는 것 때문에 마지막까지 떨리고 긴장되고 손에 땀을 쥐었던 것 같다.

내가 실습생이었을 때는 수년간 학교에서 교과서로 배웠던 내용들이 실제 현장에서 어떤 식으로 이뤄지는지 궁금한 마음에 설레기도 하고, 배우면서 어렵기도 하고, 집단 교육을 시연해보는 프로젝트에서는 면접 때만큼 떨리기도 했다. 또 환자들을 만나고 현업에서 일하는 선생님들을 보면서 나도 임상영양사로 일하고 싶다는 생각을 굳히며, 아주 다양한 생각들이 스쳤던 것 같다. 그러다 나중에 실습생을 지도하는 담당자가 되었을 때, 짧은 한숨과 함께 한 가지 생각만이 떠올랐다. '아, 또 실습 기간이 돌아왔구나. 프로그램을 짜야겠네. 하, 일이 또 많아지겠구나.'

임상영양사를 준비하는 실습생들의 꿈을 응원하며, 언젠가는 함께 일하게 될 후배들이어서 예쁘고 기특하다는 감정은 그대로다. 그러나 담당자로서 실제 일이 많아지는 것이라서, 실습 지도를 하는 선생님들의 태도나 표정이 늘 친절하고 미소 띨 수는 없을 것이다. 일부러 그런 게 아니라 늘어난 업무에 찌든 직장인의 모습일 뿐이니 너그러이 이해해주길.

임상영양사 실무 경력 1년, 어디서 채울 수 있을까?

1년 이상 영양사로서의 실무 경력이 인정되어야 임상영양사 자격기준이 된다. 경력 기간은 영양사 면허 발급일 이후부터 임상영양사 자격시험 시행일 전일까지의 경력만 인정된다. 한 기관에서 1년 이상 근속할 필요는 없고, 영양사로서의 경력사항을 합산하여 1년의 실무 경력만 인정받으면 된다. 영양사로서의 실무 경력을 서류상 객관적으로 판단할 수 있도록 경력증명서에 업무 종류, 직종, 근무 부서, 담당 업무 등이 영양사로 반드시 표기되어야 한다. 또한 근무 형태가 다양하기 때문에 확실한 경력 산정을 위해 경력증명서, 재직증명서 또는 근로계약서에는 근무기간뿐 아니라 반드시 주당 근무시간이 기재되어야 한다. 경력 인정은 통상 근로시간인 주당 근무시간 40시간이 기준이 되며, 시간제로 근무한 경우는 주당 근무시간 40시간을 기준으로 하여 소급 적

용하기 때문이다. 임상영양사 자격시험의 응시를 위한 영양사의 실무
경력 인정 범위에 대해서는 보건복지부 장관이 지정한 기관에 한하며
해당되는 기관은 다음과 같다.

① 「지역보건법」에 따른 지역보건의료기관 및 「농어촌 등 보건의료를
   위한 특별조치법」에 따른 보건진료소
② 「의료법」에 따른 의료기관
③ 「식품위생법」에 따른 집단급식소
④ 「영유아보육법」에 따른 육아종합지원센터
⑤ 「어린이 식생활안전관리 특별법」에 따른 어린이급식관리지원센터
⑥ 「국민건강보험법」 제14조제1항제4호 등에 따라 국민의 건강 유지·증
   진을 위해 설치·운영 중인 국민건강보험공단 건강증진센터
⑦ 「산업안전보건법」 제4조제1항제10호 및 같은 법 시행령 제3조의6제
   2항에 따른 「근로자 건강증진활동 지침」 제11조의2제1항에 따라 설
   치·운영 중인 근로자건강센터
⑧ 기타 국가 및 지방자치단체가 국민의 영양 개선 및 건강 증진을 도모
   하기 위하여 영양 상담·교육 등 영양관리를 시행하는 기관 등

보건소·보건지소, 병원·의원, 어린이집·유치원, 중·고등·대학교,
지역아동센터, 노인요양시설, 장애인복지시설, 건강검진센터, 단체급
식업체, 외식업체 등에서 실무 경력을 쌓을 수 있다. 보통 취업 정보 사
이트를 통해 채용 정보를 얻고 채용 기준에 맞춰 구직을 할 수 있다. 대

한영양사협회에서도 구인 정보를 제공하는데, 영양사 관련 업무에 한하여 연봉 2,600만 원 이상의 채용공고만 안내하고 있다. 그런데 협회 회원에 한하여 제한적으로 채용 정보 열람을 허용하고 있다. 이미 학생 회원으로 가입되어 있다면 열람이 가능하나 그렇지 않은 경우 열람 대상자가 되려면 연회비를 납부해야 하는데, 미취업 회원 기준 연 120,000원이다. 비회원이라도 어디서 채용하는지 회사나 기관명은 확인할 수 있으니 채용 회사 홈페이지를 찾아가서 내용을 다시 확인하고 취업한 뒤에 회원으로 가입해도 된다.

실무 경력은 임상영양사 자격시험을 치기 전에 채우기도 하고, 시험을 치고 난 이후에 채우기도 한다. 순서는 상관없다는 뜻이다. 전자는 실무 경력을 쌓다 보니 임상영양사에 뜻이 생겨서 대학원을 가게 된 경우가 많고, 후자는 식품영양 학과생 때부터 임상영양사를 꿈꾸면서 학과 졸업과 동시에 대학원을 진학하게 된 경우가 많다. 실무 경력을 먼저 채웠던 주변의 선생님들은 단체급식업체에서 경력을 채운 경우가 많았다. 그들은 학과 졸업과 동시에 취업에 성공하여 단체급식업체에서 처음 영양사 업무를 시작했다. 단체급식업체 특성상 위탁급식 계약을 맺은 고객사로 출·퇴근을 하면서 일하게 되는데, 병원 점포로 가면서 임상영양사로 진로를 변경한 케이스가 꽤 있었다.

한 선생님은 위탁사 직원으로 병원에서 환자식 담당 영양사로 근무할 때, 병원 소속의 급식관리 파트 영양사 선생님한테서 임상영양사로 일하는 것이 어떻겠냐고 여러 번 이야기를 들었다고 한다. 물론 이야기를 듣자마자 바로 해보겠다고 한 건 아니지만, 자꾸 이런 이야기를 들기도 하고 병원 직원이든 위탁사 직원이든 병원에서 일하는 것이 업무적으로 봤을 때 큰 차이가 없었기에 3교대를 그만하고 임상영양사 선생님들처럼 상근직으로 근무하면 좋을 것 같다는 생각이 들었다고 한다. 결국 이 선생님은 고심 끝에 임상영양사를 준비하기 시작했고, 이미 일을 하고 있는 상태였기에 야간에 다닐 수 있는 특수대학원으로 진학하여 일과 학업을 병행했다. 그렇게 2년 6개월간의 학업을 잘 완수하고 임상영양사 자격시험에도 한 번에 합격했다. 그리고 몇 개월 후 위탁사 직원으로 근무했던 그 병원에서 임상영양사 육아휴직 대체 인력을 채용하는 데 지원했고, 바로 합격하여 그때부터 임상영양사의 업무를 시작해왔다고 한다. 정말 대단하다.

또 다른 선생님의 실무 경력을 쌓은 대단한 스토리를 소개하겠다. 10여 년 전, 임상영양사 자격시험이 법제화되고 임상영양사 교육 과정이 만들어진 초기에는 임상영양사 실무 경력 충족 조건이 3년이었다. 1년도 채우기 쉽지 않은데 자그마치 3년이라니(후배님들, 우리 감사합시다). 이 선생님은 실무 경력이 전혀 없는 상태로 대학원에 진학했다. 임상영양사가 되고 싶어서 미리 찾아봤고, 대학원 진학과 실무 경력의 필수 충족 요건을 알고 있었기에 특수대학원에 먼저 진학한 것이다. 그리고 실무 경력을 쌓기 위해 학업을 병행하며 구직 활동도 열심히 했다고 한다. 임상영양사 자격증이 없는 상태여서 병원으로 취업하기는 굉장히 어려웠는데, 다행히 그 당시는 병원에 영양사 인턴십 제도가 있어서 수련영양사로 1년간 인턴십을 배울 수 있었고 실무 경력으로도 인정이 되었다.

그다음은 서울의 한 지역구에 있는 어린이급식관리지원센터에 취업할 수 있었다. 구직 사이트를 즐겨찾기로 해놓고 매일 보다가 대학원과 가까운 거리여서 지원했는데 합격한 것이다. 어린이급식관리지원센터는 어린이집, 유치원, 아동복지시설 등 영양사 고용의무가 없는 어린이 및 청소년 대상으로 급식소의 위생, 안전 및 영양관리를 지원하는 곳이다. 해당 센터에서는 영양관리 지원, 위생 및 안전관리 지원, 특화 사업 등을 수행했는데, 선생님은 영양기획팀에서 영양관리 지원 업무를 담당했다고 한다. 영양교육 프로그램을 개발하고 운영하는 것이 주된 업무였고, 시설 유형이나 대상에 따라 어린이 성장발달 단계에 맞게 영양성분 균형을 갖춘 식단을 작성해서 제공하고, 바른 식습관 형성을 위한 식생활 교육을 실시하며 표준 레시피나 영양 통신문 등 자료를 제공했다고 한다. 문제는 실무 경력 기간이었다. 당연히 계약기간 1년으로 생각하고 일을 하던 중에 근로계약 기간이 10개월이라는 것을 알게 된 것이다. 그것도 계약 종료가 다가오는 시점에 같이 일했던 다른 계약직 선생님께 들은 것이었다. 분명히 처음에 채용될 때 1년 간 휴직에 들어가는 직원의 대체 인력으로 채용되는 것이라고 들었는데, 어디 있는지도 몰랐던 근로계약서에는 근로계약 기간이 1년이 아니었던 것이다. 이제 실무 경력의 2/3가량 채워졌다.

이 선생님이 세 번째 취업에 성공한 곳은 보건소였는데, 출산휴가 3개월 대체 인력으로 채용되어 영양플러스 사업을 지원했다고 한다. 영양플러스 사업은 임신, 출산, 수유로 인해 영양 측면의 위험성이 높은 임신부, 출산부, 수유부의 건강과 태아 및 영·유아의 미래 건강을 위해 맞춤 영양교육 및 영양지원을 실시하는 것이다. 사업 대상자로 선정된 임산부와 영·유아를 대상으로 영양상태를 평가하고, 영양교육 및 상담을 진행하며, 보충식품을 공급하는 지원으로 이루어진다. 영양교육 및 상담은 집단교육이나 개인상담으로 진행되고, 가정방문을 하는 경우도 있었다고 한다. 보충식품은 '영양밀도가 높은 식품' '보관 및 운반 과정에서 품질과 선도의 유지가 용이한 식품' '쉽게 구할 수 있고 가격이 너무 높지 않은 식품' '선호도가 높은 식품'으로 선정된다. 패키지로 공급되고 구성식품은 주로 감자, 달걀, 당근, 쌀, 우유, 콩, 김, 미역, 닭가슴살 통조림, 귤 등이다. 보건소 경력까지 2년 1개월의 실무 경력이 채워졌다.

마지막 실무 경력은 대학 병원에서 채울 수 있었는데, 출산 및 육아 휴직 대체 인력으로 1년 3개월 간 근무하게 되었다. 마지막 경력이 더 대단하게 느껴지는 것은 근무 지역 때문이다. 이 선생님의 집이나 대학원 모두 서울에 있었지만 다녔던 대학병원은 충청도에 있었던 것이다. 대학원 과정을 수료하면서 2년여의 실무 경력을 채웠으나 1년 정도 모자랐던 선생님은 서울에서도 추가 경력을 쌓아갈 수는 있었지만 대부분 3개월, 6개월 미만의 휴직 대체 자리를 채용하는 것이어서 메뚜기처럼 여기저기에서 경력을 쌓지 말고 이왕이면 병원에서 실무 경력을 갖고자 지방까지 내려간 것이다. 다행히 해당 대학 병원은 임상영양사 자격증이 채용 필수 조건이 아니어서 응시할 수 있었고, 서류 심사 및 면접 전형도 잘 통과하여 최종 합격할 수 있었다. 교육자의 필수 조건이 임상영양사인 교육들은 수행할 수 없었던 선생님은 영양사 면허만으로

도 할 수 있는 입원 환자 초기평가나 치료식 영양관리를 수행했다고 한
다. 그리고 근무했던 병원은 환자 급식 운영을 병원에서 직접 하는 직
영 방식이라 급식관리 파트에서 주로 업무를 담당했다.

　드디어 실무 경력 3년이 채워졌고, 선생님은 임상영양사 자격시험
을 치를 수 있었다. 자격증을 취득하기까지 너무나 험난하고 고된 여정
이었던 것 같다. 대단한 분이다. 지금은 종합병원 영양팀에서 임상 업
무든 급식 업무든 전천후로 다 잘하시는 책임님이 되셨다.

드디어 자격은 갖췄다,
이제 임상영양사 자격시험을 치자

임상영양사 자격시험은 실제로 현장에서 업무를 수행할 때 필요로 하는 지식적, 윤리적, 업무적 전문 능력을 갖추었는지를 판단하는 것이다. 그렇기에 임상영양사 교육기관의 과목별 교육과정 및 학습목표와 임상영양사 직무 분석을 통한 업무 중심 평가를 시험에 반영하여, 통합적인 지식 및 실무 능력을 평가할 수 있도록 하고 있다.

임상영양사 자격시험은 매년 1회 시행되고 있다. 매년 2월 응시자격 사전심의를 통과하고, 3월에 응시원서를 접수한 후 4월 말 자격시험을 치르면 5월에 합격자가 발표되는 일정으로 치러진다.

구분		일정	비고
응시 자격 사전 심의	신청	2024. 2. 1.(목) ~ 2. 20.(화)	– 본원 홈페이지 온라인 신청 및 증빙서류 이메일 제출
	결과 발표	2024. 3. 5.(화)	– 본원 홈페이지 [마이페이지]에서 결과 확인
	원본 제출	2024. 3. 5.(화) ~ 3. 18.(월)	– 증빙서류 원본 등기우편 제출 ※ 미제출 또는 이메일 제출본과 다른 경우 시험 응시 불가
응시원서 접수		2024. 3. 5.(화) ~ 3. 18.(월)	– 본원 홈페이지 온라인 원서 접수(응시수수료 납부 포함) – 사전심의 통과자에 한하여 접수 가능 – 응시취소 현황과 시험 제반여건에 따라 3/28(1일)에 한 하여 추가접수 가능할 수 있음(별도 문의)
응시표 출력		2024. 4. 22.(월) ~ 4. 28.(일)	– 개별 출력하여 시험일에 반드시 지참
시험 시행		2024. 4. 28.(일) 오후 12:30	– 장소: 서울 지역 (응시인원에 따라 추후공지) – 장소 공고일: 2024. 4. 6. 홈페이지에서 확인
합격자 발표		2024. 5. 17.(금)	– 본원 홈페이지 [마이페이지]에서 확인

임상영양사 자격시험 시험일정
(출처: 한국영양교육평가원 공고 제2024-1호의 2024년도 제13회 임상영양사 자격시험 시행계획 공고)

응시자격 사전심의란 임상영양사 자격시험 원서접수를 위해 응시자격 확인 증빙서류의 진위 및 기준 충족 여부를 검토하는 과정으로, 응시자격 사전심의를 통과하여야만 원서접수를 할 수 있다.

임상영양사 교육과정 수료·졸업자는 응시자격 사전심의 신청서, 영양사 면허증, 임상영양사 교육과정 수료증, 성적증명서, 필수교과목 이수 내역서, 영양사 실무 경력증명서, 4대보험 가입내역서 등 총 7개의 증빙서류를 제출하여야 한다.

제출서류	비고
① 응시자격 사전심의 신청서 • 온라인 작성하여 출력한 후 반드시 서명한 후 스캔	추후 원본 제출
② 영양사 면허증	

③ 임상영양사 교육과정 수료증 사본 1부
• 학위수료증 아님, 해당 임상영양사 교육기관(대학원)에서 발급받아 제출할 것
• 2024년 2월 수료 예정자의 경우 학교 증명서 발급 사정에 따라서 응시자격 사전심의
  서류 원본 접수 기한(2024년 3월 18일)까지 제출할 수 있음(미제출시 서류 미비로
  사전심의 합격이 취소됨)	

④ 성적증명서	추후 원본 제출
⑤ 임상영양사 필수교과목 이수 내역서 • [붙임1] 본인 작성용 평가원 서식을 응시자 본인이 직접 작성하여 제출할 것	

⑥ 영양사 실무 경력 증빙서류1: 근무 기관별 경력(재직)증명서
• 경력 인정 기간은 영양사 면허 발급일 이후부터 해당 시험 시행일 전일까지의 경력만
  인정 가능함
• 반드시 '영양사'로서의 실무 경력을 증명할 수 있는 서류여야 함
  – 경력(재직)증명서에 근무 부서 및 담당 업무('영양사')가 기재되어야 함
  – 근로계약서에 기재되어 있는 경우 추가 증빙자료로 제출 가능
  – 경력(재직)증명서 또는 근로계약서 모두에서 담당 업무('영양사') 확인이 어려운
    경우 경력(재직)증명서 발급 담당자가 수기로 작성 가능함. 단 발급 담당자의 이름
    및 연락처도 기재되어야 함(유선상으로 확인하기 위함)
• 1년의 실무 경력을 인정받기 위해 근무기간뿐 아니라 반드시 주당 근무시간이 확인
  되어야 함
  – 경력 인정은 통상 근로시간인 주당 근무시간 40시간이 기준이 되며, 시간제로 근
    무하신 경우, 주당 근무시간 40시간을 기준으로 하여 소급 적용함.
    예) 경력 기간 2019.1.1.~2019.12.31. 주당 근무시간 40시간 → 365일(1년)
    예) 경력 기간 2019.1.1.~2019.12.31. 주당 근무시간 30시간 → 365일 * 30시
    간/40시간 = 273일
  – 근로계약서에 기재되어 있는 경우 추가 증빙자료로 제출 가능
  – 경력(재직)증명서 또는 근로계약서 모두에서 주당 근무시간 확인이 어려운 경우
    위와 같이 발급 담당자가 수기로 작성 가능함
• 서류제출 시점에는 경력 기간이 부족하고 시험일 전일까지의 경력 기간이 합산되어
  야만 응시자격이 되는 경우에는, 먼저 사전심의 서류제출 시점에 모든 서류를 제출하
  고, 시험일 이후 5일 이내에 최종본의 재직(경력)증명서 원본(1부)과 4대보험 가입
  내역서를 반드시 추가로 제출하여야 함(미제출시 서류 미비로 합격이 취소됨)
	추후
	원본제출

⑦ 영양사 실무 경력 증빙서류2: 4대보험 가입내역 확인서 1부 • 해당 경력기간이 포함된 서류를 제출할 것 • '건강보험 자격득실 확인서' 또는 '고용·산재보험 자격 이력 내역서' – 발급 방법은 4대보험 가입내역 확인서 발급 방법(p.18) 참고	

임상영양사 교육과정 수료·졸업자 제출서류

(출처: 한국영양교육평가원 공고 제2024-1호의 [붙임] 임상영양사 자격시험 응시자격 사전심의 신청 방법 안내)

임상영양사 자격시험은 필기시험으로 한다. 최근 5년간 응시인원을 보면 약 130~150명 정도다. 응시인원이 많지 않아 서울 한 곳에 시험장이 마련되고, 전국 각지의 응시자가 모이다 보니 시험은 오후에 실시한다. 1, 2교시로 나눠 시험이 진행되는데, 12시 30분까지 입실하여 1교시 80분, (15분 휴식) 2교시 100분 동안 시험이 치러진다. 1교시는 임상영양 이론 과목과 전문 분야 연구 및 개발 과목, 2교시는 임상영양 실무다. 임상영양 이론 과목은 고급영양이론, 병태생리학, 임상영양치료이론, 고급영양상담 및 교육, 보건·의료·영양 관계법규 영역에 대해 총 65개 문항이 출제되고, 전문 분야 연구 및 개발 과목은 임상영양연구 영역에 대해 10개의 문제가 출제된다. 그리고 임상영양 실무 과목은 임상영양치료 실무, 영양판정, 진단, 중재, 모니터링 및 평가 영역에 대해 총 75개 문항이 출제된다. 총 150문제가 출제되며, 시험 형식은 5지선다형 객관식이다. 배점은 1문제당 1점이며, 총점의 60% 이상, 즉 90점 이상을 득점해야 합격한다.

교시	시험 과목	영역	문제 수	시험 형식
1교시	임상영양 이론	• 고급영양이론 • 병태생리학 • 임상영양치료이론 • 고급영양상담 및 교육 • 보건·의료·영양 관계법규	65	• 문제 수: 총 150문제 • 배점: 1점/1문제 • 총점: 150점 • 문제 형식: 객관식 5지선다형
	전문 분야 연구 및 개발	• 임상영양연구	10	
2교시	임상영양 실무	• 임상영양치료실무 • 영양판정, 진단, 중재, 모니터링 및 평가	75	

임상영양사 자격시험 시험출제 기준
(출처: 한국영양교육평가원 공고 제2024-1호의 2024년도 제13회 임상영양사 자격시험 시행 계획 공고)

대체로 1교시 과목이 훨씬 어렵다. 2교시는 임상영양 실무 과목이라 실무 경력이 있다면 경험을 바탕으로 정답을 유추할 수 있지만, 1교시는 대사적, 생화학적, 생리학적인 이론 과목이라서 공부를 안 하면 아예 모르는 문제다. 찍을 수밖에 없다. 그래서 더욱 철저하게 공부해야 하고, 어설프게 공부했다가는 더 헷갈려서 답을 찍을 때 고민만 많아지고 망했다는 생각에 눈물만 맺히게 된다. 합격자 수기를 봐도 1교시 문제를 보고 탈락인 것 같았다고 회상하는 사람들이 꽤 많았다. 시험과목에 대한 출제 범위를 보면 이해가 가는 부분이다.

시험과목	영역	세부내용
임상영양이론	고급영양이론	영양소 대사의 개요
		탄수화물 대사와 질환
		지방 대사와 질환
		단백질 대사와 질환
		에너지 대사와 균형
		다량무기질 대사와 질환
		미량무기질 대사와 질환
		지용성 비타민 대사와 질환
		수용성 비타민 대사와 질환
		노화와 영양
		항산화 영양
	병태생리학	수분·전해질 및 산·염기 평형
		면역·염증·감염
		위·장관질환
		간·담도·췌장질환
		뇌·심혈관계질환

시험과목	영역	세부내용
임상영양이론	병태생리학	내분비질환
		신장질환
		혈액질환
		신경계질환
		호흡기질환
		종양질환
	임상영양치료이론	임상영양사 전문 소양
		영양관리 과정의 이해
		영양불량의 임상영양치료
		비만의 임상영양치료
		당뇨병의 임상영양치료
		심혈관계질환의 임상영양치료
		위장질환의 임상영양치료
		간질환의 임상영양치료
		연하장애의 임상영양치료
		신장질환의 임상영양치료
		암 환자의 임상영양치료
		경장영양요법
		정맥영양요법
		중환자의 임상영양치료
		임신부의 임상영양치료
		미숙아 및 성장부전의 임상영양치료
		소아 대사질환 및 케톤식 시행 환자의 임상영양치료
		노인질환의 임상영양치료
		건강 위험요인 관리
	고급영양상담 및 교육	영양교육의 개요
		영양교육의 이론
		영양교육 계획안 작성
		영양교육의 방법 및 기술

시험과목	영역	세부내용
임상영양이론	고급영양상담 및 교육	영양교육의 도구
		의사소통 및 면담 기술
		상담심리
		영양상담의 과정 및 기술
		인지변화·행동변화를 위한 상담
		생애주기별 영양교육
		영양교육 및 상담의 평가
		영양교육 및 상담 실습
	보건·의료·영양 관계법규	국민영양관리법
		지역보건법
		의료법
전문 분야 연구 및 개발	임상영양연구	임상영양연구 개요
		임상영양연구 연구윤리
		임상영양연구의 설계방법
		임상영양연구의 연구과정
		무작위 선정 및 맹검법
		자료 수집 및 자료의 관리
		통계 분석의 개요와 기술 통계 방법
		T 검정과 분산분석
		비모수검정 및 카이제곱검정
		상관분석 및 회귀분석
		결과 분석 도표 만들기
		근거중심의학의 사용
		연구 계획서 작성 실습
임상영양실무	임상영양치료실무	• 임상영양이론 영역을 종합적으로 적용하는 주로 임상사례를 바탕으로 영양관리 과정 전반
	영양판정, 진단, 중재, 모니터링 및 평가	• 직무기술서 및 명세서 참고

임상영양사 국가시험 출제범위 공지
(출처: 한국영양교육평가원 공식 홈페이지)

시험 범위가 어마어마하다. 임상영양사는 흔히 말하는 기출문제집 등 사설 교재가 없기 때문에 대학원 과정에서 학습한 내용을 기반으로 시험공부를 해야 돼서 수험자 입장에서는 매우 힘들다고 느낄 수 있다. 한국영양교육평가원(이하 평가원)에서 공지하는 '임상영양사 표준 교육과정 및 학습목표' 자료를 참고하여 세부적 교육목표 등의 내용을 확인하고 학습할 수 있으며, 평가원에서 '임상영양 실습 지침서'와 '영양연구 방법론' 등의 교재를 구매하여 공부하는 것도 도움이 될 수 있다.

　평가원에서 제시한 임상영양사 표준교육과정의 자료를 보면 각종 영양소의 대사와 질환, 노화와 영양, 항산화 영양 등 총 14주 차 커리큘럼이 안내되어 있으며 각 주차별로 학습목표가 지정되어 있으므로 이 목표들에 중점을 두어 교육 내용을 정리하는 것이 좋다. 물론 평가원에서 임상영양사 자격시험을 위한 기준들과 참고사항을 공유하고 있지만 직접적인 기출문제와 답안은 공개된 적이 없기 때문에 여전히 막연하게 느껴질 수 있다. 임상영양사 교육과정, 즉 대학원 과정에서 강의를 수강하면서 배운 교재들을 잘 활용하고, 대한영양사협회에서 발행하는 〈임상영양관리 지침서 제4판(2022) 1, 2권〉을 완독하는 것이 도움이 될 것이다.

　임상영양관리 지침서는 전체 900페이지 이상의 내용으로, 완독하기에 시간이 많이 소요되는데 3회독 정도는 추천한다. 나 역시 3회독을 하였는데, 지침서를 공부할 때 무조건 읽어나가는 것이 아니라 시험 과목에서 지정하는 세부내용을 보고 그에 해당하는 챕터들을 간단하게 요점 정리하면서 요약집을 만들었다. 시험장으로 가는 길, 무거운 교재들을 들고 갈 수 없었기에 그 요약집을 계속 봤었다. 그러나 처음부터 이 방법을 쓰기에는 효율성이 떨어진다. 그래서 영양사 면허 시험 문제 집을 적극 활용하는 것이 제일 우선이다. 영양사 면허 시험은 요약 정리된 책도, 시험 대비 문제집도, 심지어 기출문제 및 정답도 잘 나와 있어서 그 시험의 준비 자료들을 일차적으로 활용하고, 거기에 임상영양 관리 지침서, 임상영양 대학원 교재, 평가원 임상영양 교육과정 등을 추가로 활용하는 것이 도움이 된다.

영양사 면허 시험에 나오는 영양학, 생화학, 영양교육, 식사요법, 생리학 등의 시험과목이 임상영양사 자격시험에도 비슷한 유형이나 심화 버전으로 확대되어 출제되는 경향이 있다. 직접적인 임상영양사 기출문제는 아니지만 임상영양사 출제 범위에 해당되는 영양사 기출문제 영역을 풀어보는 것이 꽤 많은 도움이 된다. 그러므로 국시원 홈페이지에서 공유해주는 영양사 국가시험 기출문제를 꼭 여러 번 풀어보길 바란다. 단, 영양사 면허 시험 문제집이나 기출문제를 활용할 때는 반드시 최신 개정판을 보는 것이 좋다. 보건·의료·영양 관계법규 과목 때문이다. 관계법규는 개정되기도 하고 신설·삭제 등 계속 변할 수 있기 때문에 최신 개정판이 적용된 자료들을 보는 것이 좋다.

만약 비용적인 면에서 부담이 된다면 과거에 영양사 시험을 준비할 때 봤던 자료들을 다시 봐도 된다. 다만 이런 경우에는 평가원에서 매해 임상영양사 국가자격시험에 대한 시행 계획을 공고할 때 출제 범위 공지 및 참고자료를 함께 안내하는데, 이때 임상영양사를 위한 보건·의료·영양 관계법규를 해당 연도 최신 개정판으로 업로드해주기 때문에 반드시 확인하고 기존에 갖고 있던 자료들과 비교해서 첨삭하여 공부하면 된다. 그리고 대한영양사협회 온라인 교육과정 중 임상영양 직무교육이 있다. 영양소 대사, 병태생리, 영양치료, 영양연구 등 임상영양사 자격시험에 대비하여 임상영양 분야의 핵심내용을 과목별로 수강할 수 있도록 개설된 과정이다. 과목별로 1~2만원 상당의 유료 교육이며, 이해가 잘 되지 않는 과목이 있거나 좀 더 이론적으로 자세히 알고 싶은 과목만 선택하여 수강해볼 수도 있다. 다만 10여 년 전에 개발된 내용이기에 개정된 기준이나 지침 등이 반영되어 있지 않아 이 또한 스스로 내용에 대한 업데이트가 필요한 제한점이 있다.

그렇기 때문에 요즘은 최신 정보에 대한 습득이 더욱 중요해졌다. 학교 동기 혹은 온라인 모임 등을 통해 같이 시험을 응시하는 수험생들과의 정보 교류가 많은 도움이 된다. "몇 년도에는 소주 칼로리를 묻는 문제가 나왔어요" "몇 년도에는 맥주 칼로리를 묻는 문제가 출제되었대요" 등 사소하지만 중요할 수도 있는 시험 합격의 팁을 얻을 수 있기 때문이다. 혹은 "시험실 내에는 시계가 걸려 있지 않으니 시계를 꼭 가져가세요. 대신 계산 기능이 있는 시계나 스마트워치는 불가하니 참고하세요" 이런 글을 종종 볼 수 있다. 시험에 계산하는 문제가 나오는데, 시험장 입실 시 계산기 소지는 불가하다. 제시된 식품들의 총 당질 함량, 환자의 비만도와 표준체중을 구하는 등의 문제가 출제되면 기본적인 수식은 알고 있어야 직접 계산할 수 있다. 실무 경력이 있는 영양사 수험자들은 오히려 현업에서 수식으로 자동 계산되는 도구나 의무기록지를 사용하는 경우가 많아 직접 풀게 되었을 때 당황할 수도 있다.

이런 소소한 정보들은 '임상영양라운지'라는 다음카페에서 많이 본 것 같다. 모든 게시판이 최신 업데이트되는 것은 아니지만 소통방을 통해 소소한 정보들도 얻고, 응시자들끼리 최근 시험문제를 공유해보기도 하고, 매년 합격 후기가 어땠는지 볼 수 있다. 적극적인 응시자들의 경우는 합격 후기를 보고 온라인으로 개인 연락을 하여 궁금한 사항을 따로 물어보고 경험담이나 조언을 받기도 한다. 설령 그렇지 않더라도 나와 같은 목표를 향해 공부하는 사람들과 비슷한 일상을 공유하면서 '내가 하는 공부 방법이 아예 잘못된 방향은 아니구나, 잘하고 있구나' 하고 스스로 칭찬과 위안을 삼으며 시험을 준비함에 있어 큰 동기부여가 되어줄 것이다.

임상영양사 자격이 2012년 법제화되면서 당해 제1회 임상영양사 자격시험을 시작으로 2023년 4월에 12번째 시험이 시행되었으며, 최근 5년 간 합격률은 평균 76%다. 재수는 없다는 생각으로 열심히 공부해서 단 한 번에 붙길 바란다. 시험 응시료만 28만 원이다. 그러기 위해서는 앞에서부터 쭈욱 얘기해왔던 것들을 차곡차곡 공부해나가야 한다. 누구는 3개월 전부터 시험 준비를 시작했다더라, 누구는 6개월 전부터 시작했다더라 등 많은 이야기들을 하겠지만 개인마다 하루 동안 시험 공부에 투자할 수 있는 시간이 다르고, 시간 내 할 수 있는 공부의 양이 다르므로 공부의 시작 시점에 대한 정답은 없다. 다만 어느 누구보다 빨리, 많이, 반복해서 하느냐에 따라 1교시 문제를 보고 흘리는 눈물의 양이 현저히 적을 것임은 분명하다.

년도	횟수	접수 인원 (명)		응시 인원 (명)	합격 인원 (명)	합격률 (%)	누적 합격 인원(명)	누적 합격률(%)
2012	1	3.620		3,571	3,459	96.9	3,459	96.9
2013	2	659		631	394	62.4	3,853	91.7
2014	3	148		123	27	22.0	3,880	89.7
2015	4	131	전체	118	87	73.7	3,967	89.3
			교육기관[1]	84	74	88.1		
			특례자[2]	34	13	38.2		
2016	5	147	전체	145	93	64.1	4,060	88.5
			교육기관	119	89	74.8		
			특례자	26	4	15.4		
2017	6	167	전체	165	94	57.0	4,154	87.4
			교육기관	146	93	63.7		
			특례자	19	1	5.3		
2018	7	155	전체	152	125	82.2	4,279	87.2
			교육기관	144	124	86.1		
			특례자	8	1	12.5		
2019	8	154	전체	152	118	77.6	4,397	86.9
			교육기관	142	116	81.7		
			특례자	10	2	20.0		
2020	9	138	전체	136	116	85.3	4,513	86.9
			교육기관	131	115	87.8		
			특례자	5	1	20.0		
2021	10	129	전체	129	99	76.7	4,612	86.7
			교육기관	121	95	78.5		
			특례자	8	4	50.0		
2022	11	135	전체	132	90	68.2	4,702	86.2
			교육기관	128	90	70.3		
			특례자	4	0	0.0		
2023	12	145	전체	144	108	75.0	4,810	85.9
			교육기관	140	108	77.1		
			특례자	4	0	0.0		

1) 교육기관: 국민영양관리법 시행규칙 제23조~제27조에 따라 보건복지부장관이 지정한 임상영양사 교육기관(대학원) 졸업·수료자
2) 특례자: 2012.3.27. 이전 실시된 민간임상영양사 자격증(대한영양사협회발행)을 소지하고 그 자격을 유지한 자

임상영양사 자격시험 통계(2023. 5. 12. 기준)
(출처: 한국영양교육평가원)

자격시험을 치렀다면,
이제는 실전 준비다

자소서가 자소설이 되지 않도록 주의하자, 서류심사

자기소개서 잘 쓰는 법, 그런 건 모르겠다. 이렇게 쓰지 말아야 하는 몇 가지는 있다. 첫째, 앞뒤가 안 맞는 자소서. 첫 질문에서는 A라고 답하고, 마지막 질문에서는 A라 답했던 것과는 상충되는 B의 내용을 쓸 때가 있다. 지원 회사의 자소서 문항에 질문이 많을수록 나도 모르는 새 앞에서는 이러고 뒤에서는 저러는 '나'가 소개되고 있을 수 있다. 최소한, 맥락도 통하지 않는 말을 늘어놓지는 말자.

둘째, 지원 회사 이름이 틀린 자소서. 설마 그런 사람이 있을까 싶지만, 정말 있다. 자신의 수많은 자소서들 사이에서 Ctrl+C, Ctrl+V를 하다 보면 그렇게 될 수 있다. 이는 서류심사에서 광속 탈락의 길로 가는 방법일 것이다. '복붙'할 때는 매우 주의 깊게 살펴야 한다.

셋째, 어디선가 보고 베낀 느낌이 가득한 개성 없고 진부한 자소서. 특정 단어, 어떠한 문장을 보는 순간 '요즘 자소서의 유행 글귀는 이거구나' '아이고 자소설을 집필했구나' 하고 느껴지는 자소서가 있다. 자소서 첨삭이나 합격 수기를 참고할 수는 있으나 그럴 듯하게 꾸며내는 것이 아닌 본인의 진정성을 어필하는 것이 중요하다(물론 그게 제일 어렵지만). 지원하는 회사의 가치나 비전, 인재상 등의 기본 정보를 미리 읽어보는 것이 좋다. 특히 CEO의 최근 신년사, 언론에 노출된 회사의 주력 사업 범위나 입장 등 회사의 최신 소식을 찾아보면 도움이 된다. 회사에 대한 이해가 높을수록, 회사의 인재상과 딱 떨어지는 나의 강점을 하나둘도 아닌 그 이상으로 많이 발견할 수 있을 것이다. 아는 만큼 쓸 수 있다.

넷째, 맞춤법이 틀린 자소서. 지식수준에 대한 신뢰도 하락으로 보기에는 무리이지만, 얼마든지 수정 가능한 부분임을 감안하면 성의 없다는 인상을 줄 수 있다. 인터넷에서 맞춤법 검사기를 찾아 검색하는 성의라도 갖추자.

다섯째, 요점 없는 자소서. 똑같은 말을 반복하거나 무슨 말을 해야 할지 모르고 주절주절 늘어놓는 TMI는 거절한다. 두괄식으로 작성해보자. 먼저 요약된 정보를 제공하고 그 후에 상세한 내용을 설명하면 주요 정보를 강조하여 관심을 끄는 효과를 줄 수 있다.

새롭게 등장한 면접관은 낯설다, AI 역량검사

채용 전형은 보통 서류심사 → 인·적성검사 → 1차(실무진) 면접 → 2차(임원진) 면접 순으로 진행된다. 인·적성검사의 정식 명칭은 '인성직무적격성검사'다. 이 검사는 기업에서 직무 수행을 위한 내재적 특징들을 파악하고 우수 인재의 채용 및 직무 배치 활용에 쓰인다. 대부분의 기업 및 공무원 시험에서 GSAT, SKCT, HMAT, PSAT, NCS 등의 이름으로 치러지는 인·적성검사는 주로 언어, 수리, 추리, 공간지각, 상식 능력 등을 측정하기 위한 문제들이 출제된다. 스펙 쌓기도 바쁜 취업 준비생들의 '헬게이트' 중 하나다. 이 검사를 준비하고 공부하는 것이 만만치 않기 때문이다. 그나마 병원 임상영양사 채용 시에는 인성검사만 진행되는 경우가 많다. 전문직이자 특정 직무에 배치될 인력임이 자격요건 자체로서 증빙되었기 때문에, 인성검사를 통해 결함인자를 파악하여 이질성을 사전에 분류하는 자료로 활용된다.

그런데 최근 몇 년 전부터 새롭게 열린 헬게이트가 있다. 그것의 이름은 'AI 면접'이다. 기존 인·적성검사는 서류심사의 연장선으로 지원자 모두 일괄적으로 거치는 절차에 불과한 느낌이 강했다. 검사 자체로서 시험으로 느껴지거나 심사 탈락 여부를 결정짓는 변수로 작용하기는 극히 드물었다. 비슷한 문제에 그렇다 했다가, 아니다 했다가 극단적으로 답안을 왔다 갔다 하며 이중인격자 코스프레를 하지 않는 한.

하지만 그랬던 호시절도 이제 끝났다. 인·적성검사가 요즘은 인공지능 역량검사, 이른바 AI 면접으로 대체되었기 때문이다. 2018년 공기업 채용 비리 등으로 공정성 확보를 위해, 그리고 2020년 코로나 팬데믹 이후 비대면 전형을 위해 AI 면접이 도입되면서 점차 확대되고 있다. 서류심사에 합격하고 AI 면접도 합격해야 1차 면접전형의 대상자가 될 수 있는데, 생각보다 AI 면접에서 탈락하는 경우가 꽤 있다.

나 역시 서류심사에서 탈락했을 때보다 충격이 더 컸다. 성심껏 답했다고 생각했는데 떨어진 이유를 알 수 없으니 답답하고, 평가 기준을 모르니 다음에는 어떻게 해야 할지 막막함 때문에 괴로워서다. 온라인 취업 컨설팅업체에서 인터넷 강의나 일대일 집중 과외 등의 방법으로 AI 면접 성공비결에 대해 코칭을 해주기도 한다. 허나 그 역시도 비용이 만만치 않고, 내가 지원하는 회사나 분야에 딱 들어맞는 것도 아니어서 쉽지 않았다. 유튜브로 공부하거나, AI 면접 무료 프로그램을 활용하여 시뮬레이션 해보거나, 취준생들 사이에서 경험담을 나누며 정답이 아닌 이야기 안에서 본인 나름의 준비를 할 수밖에 없다.

AI 면접은 약 90~100분 소요되며 보통 응시 환경, 성향 파악, AI 게임, 화상면접 순으로 진행된다. AI 면접을 본격적으로 시작하기에 앞서 응시 환경을 체크한다. 복장(정장 착용을 권장한다), 키보드, 마우스, 카메라, 이어폰 등 컴퓨터 장치가 정상 작동하는지 점검하는 것이다. 성향 파악은 인성검사에 가깝다. 본인의 성향 그대로 솔직하게 대답하는 것이 좋다. 비슷한 질문들이 변형되어 반복적으로 출제되는데 응시 초반에 '이렇게 대답하는 게 좀 더 좋아 보이지 않을까?' 하는 생각으로 거짓으로 대답한다면, 나중에는 '아, 아까 뭐라고 대답했더라?' 고민하다가 제한시간 초과로 대답도 못하고 넘어가게 된다. 억지로 좋은 이미지를 연출하려다 문제를 다 놓치는 불상사가 생기지 않도록 자기 본연의 캐릭터로 밀고 나가자. AI 게임은 본 문제 전에 연습시간을 주고 진행하는 방법을 알려준다. AI 면접 체험 사이트에도 많이 나와 있고 대부분 어렵지 않게 할 수 있다. 화상면접은 몇 가지 문제가 출제되고 문제당 생각할 시간 30초, 답변 시간 90초, 다시 답변할 수 있는 기회를 한 번 더 준다. 기본 질문으로 자기소개, 본인의 강점 및 약점, 지원 동기를 각각 말하게 된다. 미리 철저히 준비하자. 중간에 "어…" "음…" 하지 않으려면 연습을 많이 해둬야 한다.

기본 질문이 끝나면 세 가지 내외로 상황 또는 심층 질문이 이어진다. 먼저, 경험기반 질문으로 이러한 유형은 심층적으로 꼬리잡기 질문이 주어진다. 예를 들어 "본인이 목표를 달성했던 가장 성공적인 경험에 대해 말씀해주세요" "달성할 수 있었던 핵심 요인은 무엇이었습니까?" "말씀하신 본인 강점이 앞으로 일을 하는 데 어떤 도움이 되겠습니까?" 등이다. 이런 질문 유형은 대개 '무슨 일 있었어?' '그 일을 통해 배운 점은?' '그걸 우리 회사에 어떻게 적용할래?' 순으로 이어진다. 다음은 극강의 밸런스 게임, 상황 질문이다. "다른 사람을 설득하는 능력은 뛰어나지만 상처 주는 사람과 다른 사람에게 공감 능력은 뛰어나지만 설득력이 부족해 목표 달성을 못하는 사람 중에서 함께 일하고 싶은 사람과 그 이유를 말씀해주세요" 이 사람을 선택해야만 정답이다, 이런 건 아니다. 본인이 선택한 답과 이유가 그 자체로서 타당성이 있는지를 판단하는 것이다. 세 번째 질문은 가치관 질문이다. "회사를 선택하는 가장 중요한 기준은 무엇인가요?" "반면에 중요하게 생각하지 않는 요소는 무엇인가요?" 이 외에도 선택 질문이 있다. 여러 가지 질문 중 하나를 선택해서 답변하는 것이다. 응시자 입장에서는 내가 직접 질문을 고름으로써 어떤 대답을 할지 머릿속에서 개요를 그려볼 수 있어 다른 질문 면접과는 또 다른 면이 있다.

AI 면접은 정답률도 일정 수준 이상이어야겠지만 답 자체가 맞다, 틀리다로 구분하는 것보다 핵심 키워드를 중심으로 얼마나 일관성 있게 답변을 하는지가 중요하다. 무엇보다 처음부터 끝까지 집중력을 유지하는 것이 관건이다. 대답할 때 지원자의 얼굴 표정, 음성, 말의 어투, 말하는 속도, 비언어적 표현(몸짓, 손짓, 시선, 자세 등), 긍정·부정적인 단어 사용의 빈도 등도 함께 평가되기 때문에 90분 이상의 면접시간 동안 그 모든 것들을 일관되게 유지하기 위해서는 집중력이 가장 요구된다. 긴장되고 부담스러운데 한결같은 미소를 장착하고 대답해야 하다니, 가혹한 AI. 지지 말자 휴먼.

이번에는 진짜 사람과의 만남이다, 대면 면접

드디어 대면 면접이다. 1차 실무진 면접, 2차 임원진 면접으로 나눠서 진행되기도 하고, AI 면접 통과 후 최종 면접 한 번으로 진행되기도 한다. 의료기관마다 다르고 정규직, 계약직, 육아휴직 대체직 등 채용 유형에 따라서도 면접 전형이 달라진다. AI 면접 때 준비를 제대로 했다면 면접 질문들은 예상 범위 내에 있을 것이다. 다만, 면접의 흥망성

쇠는 결전 당일에 덜덜 떨려 죽을 것 같은 나의 심장과 유리 같은 나의 멘탈 상태가 어떠하냐에 달려 있어 알 수가 없다는 것이다. 항상 미지에 대한 막연한 두려움과 불안이 나를 진동 모드로 만들어 부르르 떨게 한다.

임원진 면접에서는 다대다로 진행된다. 그래도 병원 홈페이지에서 원장님의 얼굴은 찾아볼 수 있으나 다른 임원진들은 누구인지도 모른다. 혹시라도 홈페이지에서 임원진들의 사진을 봤더라도 면접장에서 쉽게 알아볼 수 없을지도 모른다. 지원자들의 증명사진과 면접날의 실물, 출근 시의 실물이 극명히 달라지는 것처럼. 그래서 떨리는 마음을 진정시킬 마인드 컨트롤이 필요하다. '난 아직 회사 입사 전이다' '면접관들은 나를 뽑는 사람이지만 절대자는 아니다' '무서워할 필요 없다' '밖에서 만나면 그냥 아줌마, 아저씨들이다'라고 되뇌며 심호흡하라.

겨우 진정된 줄 알았던 심장이 다시 미친 듯이 뛰기 시작하는 순간, 실무 질문이 시작된다. 임상영양 관련해서 환자·질환별 영양중재를 어떻게 수행할지, 지원자들마다 각자 다르게 물어본다. 아는 걸 물어봐도 대답에 대한 확신을 갖기 쉽지 않다. 게다가 다른 지원자가 대답을 잘했고 면접관들의 찰나의 표정에서 웃음을 봤다면 자동적으로 번뜩이는 것이 있다. '아 망했다……'

모든 질환에 대한 임상영양관리 지침을 숙지하고 있는 건 현실적으로 어렵다. 그렇기 때문에 자소서에 내가 실무 경력으로 어떠어떠한 질환에 대한 교육을 언급하였다면, 최소한 그 부분에 대해서는 공부를 하고 가자. 채용공고에 명시된 특정 직무가 있다면 그 부분까지도 공부하

자. 그런데 받은 질문이 내가 정말 1도 모르는 것이라면? 뛰쳐나가고 싶은 순간일 것이다. 정말 어려운 상황이다. 그럼에도 수많은 면접 질문들이 요구하는 것과 같은 맥락으로 당당한 태도라도 어필해보자. 모르면 모른다고 이야기할 수 있으나 "네? 아…, 잘 모르겠습니다. 죄송합니다." 이러면 당당히 마이너스 점수를 받을 것이다. 살짝 미소를 지으며 "그 부분은 지금 숙지가 덜 되었습니다. 혹시 정답을 알려주실 수 있겠습니까? 알려주신다면 지금 이 내용은 잊어버리지 않고 기억하게 될 겁니다. 이 시점을 시작으로 입사 후 그 일을 하게 된다면 이러저러해서 더 잘할 수 있습니다. 감사합니다." 뭐, 이렇게 대답해도 마이너스를 받을지도 모르지만. 모든 것이 다 나의 사견이지만, 그래도 우물쭈물한 태도보다는 당당한 태도가 낫다는 생각이다.

나는 이렇게
면접에서 탈락했다

지각이 웬 말이냐

면접날이 정해졌다. 면접날은 괜히 더 긴장되고, 면접장에 도착하기 전까지 어떤 변수가 생길지 모르기 때문에 면접 시각보다 30분에서 1시간 정도는 일찍 도착할 수 있게 준비하는 편이다.

그날 면접 보는 병원은 이름은 들어보긴 했지만 진료든 교육이든 어떤 이유에서든 한 번도 가보지 못한 곳이었다. 초행길인 데다 집에서 멀었기 때문에 다른 면접 때보다 더 일찍 출발했다. 버스를 타고 지하철을 타고 다시 버스를 타야 병원 앞에 도착하는 코스였다. 지하철로 환승하기 위해 지하철역으로 내려갔고 평소 잘 안 신던 구두 때문에 발이 아파서 플랫폼 의자에 앉아 있었다. 목을 축일 겸 주스를 마시려는

데, 교복 입은 친구들이 장난을 치다가 한 친구의 백팩이 내 어깨를 살짝 치는 바람에 주스가 흰 블라우스 위로 질질 흘렀다. 순간 일시정지. 학생들도 미안하다고 사과했고 일부러 그런 것도 아니니 쿨하게 괜찮다고 했지만, 속으로는 오만 가지 생각이 들었다. '왜 냉장고에서 물을 안 꺼내고 오렌지주스를 집어왔을까?' '블라우스에 생긴 얼룩이 티가 많이 나려나?' 플랫폼 방어 유리문에 비춰보며 '괜찮나? 어떡하지?'를 되뇔 때의 시간이 면접 시간보다 거의 2시간 가까이 남아 있어서 그래도 다행이라 생각했다. 아직 여유가 있다고 생각하며 병원 주변의 세탁소를 검색했다. 세탁해서 입고 가겠단 것이었는지, 빌려서라도 입고 가겠단 것이었는지, 어떤 마음이었는지는 생각나지 않지만 아무튼 그때는 그렇게 결정하고 세탁소를 찾아갔다. 그런데 개인 사정으로 문을 늦게 연다는 팻말을 보고 그때부터 격하게 당황하기 시작했던 것 같다.

병원에서 제일 가까운 지하철 역사 건물에는 블라우스를 살 만한 곳이 없어서 몇 정거장 떨어져 있는 다른 지하철역으로 다시 이동해 돌아다니다 셔츠 비슷한 옷을 사 입었다. 병원으로 출발하려는데 늦을 수도 있겠다 싶어, 교통 지도 검색으로 뜨는 버스들 중 좀 더 빨리 도착하는 버스를 타기 위해 버스정류장을 찾아 갔지만 지도 앱에 표시된 것과 다르게 해당 버스는 오지 않았다. 택시도 안 잡혀서 다시 지하철을 타는 등, 그렇게 혼자 난리를 치다 시간을 너무 많이 잡아먹었다. 그리고 결국에는 생애 처음이자 마지막으로 면접에 지각을 하고 말았다. 면접 대기 순번이 초반이어서 첫 번째인가 두 번째로 면접장에 들어갔어야 했는데, 못 들어간 것이다. 다행히 면접 진행을 하던 선생님이 제일 마지막 순번으로라도 들어가게 해주셔서 면접을 볼 수는 있었다. 면접관 중한 분이 "멀리서 오셨나 봐요. 늦으셨네요?"라고 인사를 해주셔서 면접장에 있던 모든 사람들이 내가 면접에 지각하는 머저리임을 알게 되었다. 그때, 아니 지각임을 스스로 인지한 순간부터 '탈락'임을 당연히 알고 있었다. 그래서인지 면접 시간 동안 '내가 왜 그랬을까, 왜!' 하며 온전히 집중하지 못했다.

옷에 주스 얼룩 묻은 게 뭐 그리 중요한 문제라고, 지금 생각해보면 별것도 아닌데 말이다. 모든 것이 다 완벽하게 준비된 상황이면 더할 나위 없이 좋겠지만 면접장까지 가는 동안 생긴 변수에 대해서는 그대로 두는 것이 좋을 것 같단 생각이다. 그 변수까지만, 그럴 수도 있지 하며 당황하지 말고 살포시 덮어두는 게 어떨까. 그 변수로 인해서 스스로가 또 제2의 제3의 변수를 만들지는 말자는 것이다. 안 그러면 나처럼 재앙을 직접 만들게 될지도 모른다. 일단 면접장에 도착해서, 거기서 할 수 있는 선에서 대책을 찾아보자. 일단 제시간에 면접은 봐야하니까.

괘씸죄의 벌로 불합격을 내리노라

1년 계약직으로 병원에 취직을 했는데, 업무를 인계해주던 선생님이 2개월 동안 벌써 3번째 업무 인계 중이라고 했다. 채용된 자리에는 앞서 일하던 사람들이 있었고, 한 달 정도 일하다가 다른 곳으로 이직하면서 같은 자리의 인력 채용이 3번째 이루어지고 있던 것이다. 다들 좀 더 좋은 곳을 찾아 떠난 건지, 여기에 더 있으면 안 되겠다고 해서 떠난 건지는 당시에는 알 수 없었지만 일단 일을 배우면서 적응해가고 있었다. 일을 시작한 지 한 달 정도 됐을 무렵, 다른 병원에서 정규직으로 채용 모집공고가 떴다. 정규직이면 무조건 가야지. 누구든지 계약직보다는 채용의 안정이 보장되는 정규직으로 취업하기를 바랄 것이다. 그렇기에 계약직으로 일하고 있었지만 당연히 정규직 채용 모집에 원서를 접수했다.

서류에 대한 합격, 불합격 결과를 기다리고 있는데 근무 중이던 영양팀 팀장님이 나를 따로 불렀다. "일해보니 어때? 적응은 잘하고 있니? 선생님들이 잘 가르쳐주니? 여기 분위기는 어떤 것 같니?" 같은 신규 직원에 대한 업무 면담인 줄 알았는데, 아니었다. "여기가 좋다면서 ○○병원에서 정규직 뽑는 데 원서 냈더라?" 헐, 어떻게 알았을까?

사실은 이러했다. 요즘에는 블라인드 채용이 많지만 예전에는 아니었다. 이력서를 써서 제출하는 순간, 채용을 하는 병원에서는 지원자의 이력서를 보고 근무했던 병원으로 연락해서 "□□이가 우리 병원에 지원을 했네. 거기 병원에 있을 때 어땠어? 애는 괜찮아?"라며 업무 역량이나 근무 태도 등 지원자에 대한 평가를 우선적으로 물어보는 게 관례였던 시절이었다. 그때 "응, 괜찮은 애야" 하면 서류심사에 합격하여 면접 전형에서 채용 여부를 판단할 것이고, "아니야, 걔 일 못해. 애가 좀 이상해" 같은 부정적인 평가가 나온다면 서류에서 이미 탈락됐을 가능성이 높다.

이 경우도 지원한 병원의 영양팀 팀장이 나의 지원 서류를 보고 근무 중인 병원의 영양팀장에게 연락해서 물어본 것이다. 그런데 근무 중인 병원에서는 내가 다른 병원 채용에 응시한지도 모르던 상황이었으니, 자체 응시 결과는 괘씸죄로 탈락이었다. 그 탈락 통보를 당시 근무 중인 병원의 팀장이 면담을 요청해서 말하고자 했던 것이다. "너, 그렇게 안 봤는데 맹랑하구나. 말도 없이 다른 데 원서를 다 쓰고. 그래, 뭐. 서류는 통과될 거야. 곧 면접 보러 오라고 연락이 올 텐데, 잘 보고 와."

그렇게 곧 면접을 보러 갔는데, 면접관 중에 한 명인 영양팀 팀장이 면접자들 각자에게 개별 질문을 했다. 내가 받은 질문은 "지금 근무하는 병원에서 여기 지원한 거 알고 있어요?"였다. 콧방귀가 새어나올 뻔했다. '다 알고 있으면서 일부러 물어보는구나. 탈락 통보의 버전 2인가?' 면접 제일 마지막에 면접자들에게 각자 더 말하고 싶거나 못한 말이 있는 사람들은 한 마디씩 하라고 추가 시간이 주어졌다. 5명이 면접자로 앉아 있었고 앞에서부터 한 명씩 차례대로 "뽑아주신다면 열심히 하겠습니다" "이 병원의 인재상에 부합되는 사람이 바로 저입니다" 등등 추가적인 자기 어필을 한마디씩 이어나갔다. 마지막 차례였던 나의 한 마디는 뭐였을까? "네, 저는 할 말이 없습니다."

지금 생각해보니, 나를 얼마나 '돌아이'로 봤을까 싶다. 혹은 객기를 부린다고 생각했을까? 어차피 탈락 확정인데, 한 마디로 피력해봤자 소용없다고 생각해서 나름 매우 정중하게 인사했던 것이었다. 같이 면접을 보던 사람들이 일제히 쳐다봤던 기억이 난다. 그 당시에 만연했던 인사 평가 자체가 문제라기보다, 그런 시스템 혹은 문화가 있는지조차 몰랐던 무지에서 비롯된 탈락 에피소드일 뿐이라고 생각해주길.

서류나 면접 자리에서만 드러나는 캐릭터는 그 사람의 일부분일 뿐, 실제 현장에서 같이 일하면서 겪은 동료나 상급자의 평가가 궁금한 것은 어찌 보면 당연한 일일 것이다. 팀원으로서 업무적으로 일을 잘 수행했든지, 조직·문화적으로 잘 지내왔든지 그로 인한 나의 좋은 평가들이 근무기간의 기한이 있는 계약직의 경우에는 계약 종료 이후 추천을 받아서 다른 곳으로 이직할 수 있는 기회가 되기도 한다.

이처럼 객관적인 채용 시스템 이면에 있는 부분들을 전혀 모르는 상태에서 '내가 정규직을 쓰겠다는데 니들이 뭔 상관이야' 하는 순간, 나처럼 재앙 2탄을 만들게 된다. 일하고 있는 중에 채용공고를 확인하고 지원하고 싶다면, 근무하고 있는 병원에 지원하려 한다고 말하는 것이 좋다. 의무라기보다는 매너랄까. 만일 다른 곳에 지원해보려고 한다 했을 때 반대를 하거나 직접적이진 않더라도 그로 인해 불이익을 준다면, '아, 이 조직에서는 경력만 얻고 나가면 되는구나' 정도를 깨닫는 기회로 삼으면 된다. 대부분은 이야기했을 때, 잘 준비해서 좋은 결과가 있으면 좋겠다고 응원해준다. 지원하고자 하는 병원에 대한 정보를 공유해주거나, 자소서 작성 시 조언을 해주기도 한다. 그리고 만일 최종 합격해서 종전 근무지를 퇴사하게 될 경우, 해당 병원에서는 그 이후 인력 운영 상황까지 미리 생각해볼 수 있다.

이는 모두 나갈 때까지 아름다운 뒷모습을 남기기 위한 매너 있는 행동이다. 이 업계는 좁기 때문에 결국에는 다 알게 된다. '거기서는 그랬다더라' 꼬리표가 따라다니면, 그것이 나중에는 취업의 장애물이 되어 돌아오기도 한다. 당장에 혼나면 어떡하나, 어떻게 말하나 고민할 수 있겠지만, 멀리 보자. 누구도 아닌 자기 자신을 위해서.

포기는 배추 셀 때만 쓰자

어느 병원이 증축을 하면서 병원 규모를 확대하게 되었고, 그로 인해 환자 수용 인원이 늘어나면서 근무하는 직원의 수도 증원하게 되었다. 이례적으로 영양팀 인원도 동시에 2~3명을 채용하게 되어, 그 당시에 해당 병원에서 근무 중이던 계약직 선생님들, 근무 종료 후 이직했거나 취업 준비 중이던 전 계약직 선생님들, 그 외의 다수의 지원자 등 수십 명이 몰려들었다. 같이 지원했던 여러 선생님들과 지원 번호를 맞춰보면서 경쟁률을 추정해보고 서류심사 결과를 기다렸다. 채용 일정이 매우 촉박했다. 서류 접수 기간도 짧고 서류 마감일 이틀 후가 바로 면접 예정일이었기에, 서류 접수에 응시한 거의 모든 인원이 면접을 볼 거라 생각했다.

서류 마감일 다음 날, 같이 지원했던 선생님들은 해당 병원에서 면접 일정이 공지된 메시지를 받았다고 했지만 나는 당일 저녁이 다 되도록 서류 합격 통보를 받지 못했다. 다들 면접을 거의 다 보는 것 같은데 이상하다며 메시지가 자동 차단된 것 아니냐고 말해줬지만, 애써 괜찮은 척하며 서류심사에서 탈락한 것 같다고 웃으며 답했다. 다음 날 면접 당일, 아침에 해당 병원의 인사팀에서 연락이 왔다. 면접 대상자인데 어제 연락을 취할 때 실수로 누락됐다면서, 혹시 지금이라도 면접장에 올 수 있냐는 전화였다. 근무 중이던 병원에서 면접을 보고자 했던 병원까지는 차로 약 1시간 거리로 멀지 않은 거리였기에, 면접 지원 번호를 제일 뒤로 미뤄 가장 마지막 면접조에 넣어줄 테니 빨리 오라고 했다. 근무 중이었던 병원 선생님들은 내가 지원한 사실을 알고 있었기 때문에 휴가 처리는 나중에 하면 되니 일단 택시를 타고 빨리 가보라고 했다.

그러나 나는 그 자리에서 면접을 바로 포기했다. 면접 복장도 준비가 안 된 데다 이렇게 연락이 누락됐던 것도 운이 없어서였다며, 가도 안 될 것이라며 지레 포기해버린 것이다. 면접을 보고 합격했을 수도 있고, 갔더라도 탈락했을 수도 있다. 면접을 포기해서 탈락하나, 면접을 봤지만 탈락하나 결과적으로는 똑같을 것이다. 하지만 다르다. 면접을 보지 않았으니 면접을 봄으로써 얻을 수 있는 경험이 없는 것이 큰 차이다.

'요즘엔 면접에서 이런 질문들을 하는구나' '저 면접자는 저런 식으로 말하는구나' '다음에 면접을 또 보게 된다면 저런 이점을 강조하면 좋겠다' '나는 이런 준비가 좀 부족했구나' 하는 과정 중에 자기 성찰이 이루어지고, 그로 인한 경험은 추후에 어떤 형태로든 도움이 될 수 있다. 하지만 면접을 보지 않고 포기해버리면 그냥 주어진 권리나 자격을 내던져버린 탈락자로만 남게 된다. 또한 포기해버린 그 일을 가지고 죄책감 또는 자책감에서 벗어나기 위해 그럴듯한 이유를 만들어 심리적 방어기제만 작동시키게 된다. '어차피 안 됐을 건데, 뭐' 하면서.

성공할 것 같은 일에만 도전하는 것, 실패할 바에야 시도조차 하지 않는 것, 100% 안정성이 보장된 경우에만 어떤 일을 하고자 하는 것은 현실적으로 불가능하다. 씁쓸함만 남을 뿐이다. 그런 말도 있지 않은가. "어떤 일도 시도하지 않으면, 아무 일도 생기지 않는다." 내가 생각했던 대로 모든 일이 풀리지 않으며, 100% 확신을 가졌던 일들도 온전히 계획대로 흘러가지 않는다. 때로는 의도와는 달리, 예상과는 달리 좋은 결과를 가져올 때도 있다. 그 결과를 얻는 자는 결국 뭐라도 시도해본 사람, 기회를 잡고 놓치지 않은 사람일 것이다.

만일 면접 한 시간 전에 연락이 와서 지금 면접을 보러오라고 한다면, 그런 회사는 가지 않는 것이 좋겠지만 나의 경우처럼 원래와는 다른 형태로라도 기회가 온다면 그 기회의 끈을 스스로 놓지는 말자. 잡아도 보고 꼬아도 보고 묶어도 보고, 할 수 있는 건 다 해보자. 그래도 안 되면 그때 놓으면 된다. 혹은 그 끈이 잘려서 떨어지게 된다면, 그때 그 사실을 그냥 받아들이면 된다. 해보지 못한 후회는, '했으면 어땠을까' 하는 막연한 미련 때문에 훨씬 더 크게 남는 것 같다. 그러니 할 수 있을 때 해보자.

대기업 취업을 꿈꾸듯,
대형병원에 취업하고 싶다

　대부분 임상영양사를 하기로 정한 그 순간부터 가고 싶은 병원은 정해진다. 흔히 말하는 Big5 병원이다. 삼성서울병원, 서울대병원, 서울성모병원, 서울아산병원, 세브란스병원(병원 이름은 가나다순으로 나열했다). 종합상급병원(3차 의료기관)은 국내에 52개가 존재하며, 그중 우리나라에서 가장 저명한 병원들을 흔히 서울 Big5 병원이라고 지칭한다. 국민건강보험공단에서 매해 발표하는 공식 보고서인 〈건강보험 주요통계 자료〉에 따르면 Big5 병원은 위의 5개 병원으로 정의되어 있다. 그 기준은 건강보험심사평가원(이하 심평원) 자료에 따른 요양급여비의 총액으로 파악된다. 쉽게 말해 기업의 매출 상위 순위라고 할 수 있겠다.

　그뿐만 아니라 근무조건, 임금 및 직원 복지·혜택 부문에서 다른 1, 2, 3차 의료기관과 매우 큰 차이가 있다. 취준생들이 재계그룹 Top5 대기업을 목표를 취업을 준비하는 것과 별반 다르지 않은 이유일 것이다. 머슴을 해도 대감 집 머슴을 하라는 말이 있다. 흔히 급여나 직원 혜택 등 대우가 좋은 곳에서 일하는 것이 좋다는 말일 것이다. 다만 그 대감 집에서 나를 안 써주는 게 문제지만. 채용만 된다면 어느 누구나 Big5 병원에서 일하고 싶을 것이다. 왜 그럴까.

대형병원의 장점은 일단 돈을 많이 준다는 것이다. 채용공고에서 고지한 대략적인 연봉 수준을 확인해보면 4~5천만 원 대다. 실 수령을 생각하면 앞의 숫자가 바뀌기 때문에 큰 차이가 아닐 수 없다. 단순히 숫자만 놓고 본다면 돈을 많이 주는 회사로 가고 싶을 것이다. 속내를 다 까발린 듯 너무 속물적인 이야기인가 싶으나, 가장 현실적인 이야기라고 본다. 환자를 위해, 사명감으로, 영양사로서 직업적 가치 실현을 위해 등등 보기 좋게 잘 다듬어진 이유도 많겠지만(또 그게 진짜일 때도 많지만), 현실은 다 먹고 살자고 돈을 버는 것이며 많이 벌수록 좀 더 풍요롭게 살 수 있으니 좋지 않을까. 일단 다른 조건들이 큰 차이가 없다면 아무래도 높은 급여가 Big5 병원의 장점이라고 볼 수 있겠다.

두 번째 장점은 이른바 네임밸류, 즉 이름값이다. 전 국민이 다 아는 대형병원에 다닌다고 했을 때 주위에서 하는 말이 있다. "성공했네." 스스로도 좋은 회사에 다닌다는 인식이나 소속감에서 오는 만족이 있을 것이다.

세 번째 장점은 커리어다. Big5 병원에서 일하면서 얻게 되는 직무 경험이 다른 병원에 비해서 좀 더 다양할 수 있다. 예를 들어 Big5 병원에서는 치료하는 질환이나 영역, 의료장비나 운용 시스템적인 면에서 훨씬 더 다양하고 세분화되어 있기 때문에 임상영양적 치료를 요하는 대상자나 질환도 다양할 수밖에 없다. 다른 병원에서는 하지 않는, 해당 병원에서 특화된 치료 분야에 대한 영양학적 직무 수행을 할 수도 있고 그 업무에 대한 선행적인 역할을 하게 될 수도 있다. 영양적 치료 지침을 개발하는 데 일조를 한다던가, 그러한 지침을 토대로 다른 병원이나 임상영양사들에게 교육자로서의 역할을 수행한다던가. 그러한 일련의 과정들이 나만의 커리어가 될 수 있기 때문에 Big5 병원을 가고자 함도 있을 것이다.

그렇다면 단점은 없을까. 돈을 많이 주는 이유가 무엇이겠는가. 돈을 많이 줄 수밖에 없을 정도로 일이 많다는 게 아닐까. 병원 규모, 입원이나 외래로 찾아오는 환자 수, 그만큼에 해당하는 업무의 총량은 어마어마할 것이다. 그 업무를 해내기 위해 영양팀의 팀원이 20, 30명 정도로 많이 필요한 것이다. 솔직히 휴가는 꿈도 못 꾼다. 하루에 환자를 20명, 30명씩 봐야 하는데 휴가를 내면 휴가 대체자는 자기 환자를 보면서 휴가자 업무까지 같이 봐줘야 하니 50명 가까이 환자를 봐야 한다는 말이다. 그건 정규 근무시간 내에 불가능하기도 하고, 남겨 놓고 휴가 복귀 후 볼 수 있다면 봐도 되지만 역시나 미뤄둔 환자와 당일 환자를 봐야 하는 업무 누적이 생긴다. 그렇기 때문에 정말 불가피한 상황이 아니면 이유 없이 '내 휴가니까 그냥 쓸래'는 진짜 힘들다는 것이다.

Big5 병원에서 계약직으로 근무한 적이 있었다. 그 당시에는 휴가가 있는지도 몰랐고, 야근하는 것이 당연한 줄로만 알았다. 연차라는 개념 자체가 아예 없었고, 휴가를 쓰는 선생님들도 본 적이 없다. 여름에는 여름휴가를 계획하라는 지시가 있었다. 근무 대체자와 겹치지 않게 일정을 조율하고 전체 팀원들과 일정을 공유했다. 그때 휴가가 있다는 걸 알게 되었다. '여름휴가를 주네, 신난다' 했었는데 근무기간에 준해서 연차가 발생하고 있었고, 그 연차 중에 공식적으로 2일의 연차를 쓰는 것이 여름휴가였던 것이다. 불만이랄 것도 없었다. 그때는 그런 시스템밖에 몰랐기 때문에 다 그렇게 하는 것인 줄 알았으니까.

그러고 나서 계약 종료 후 다른 병원에서 계약직으로 근무하게 되었다. 주중에 휴가를 내는 선생님을 보고 "무슨 일 있으세요?" 하고 물었는데 지난 주말에 당직도 하고 모임도 나갔다 왔더니 피곤해서 그냥 하루 쉰다는 게 아닌가. 그게 가능하냐고 되물었더니 왜 안 되냐고 오히려 반문했다. 기존에 근무했던 Big5 병원의 3분의 1 규모로 업무 강도도 덜했고 영양사 인력도 적은 곳이었다. 물론 월급도 적었다. 하지만 원하는 일정으로 휴가를 쓸 수 있고 그 휴가로 인해 발생하는 인력풀을 다른 사람들이 나눠서 메워주는 조직 문화가 좋았다.

워라밸을 찾을 수 있는 근무조건이 월급 못지않게 중요해지는 때가 온다. 까놓고 말해서 Big5 병원 정규직 취업에 성공하지 못해서, Not Big5 병원에 근무하면서 그곳만의 장점을 찾으려 애쓰며 다니는 것도 있었지만 둘 다 경험해보니 나란 사람의 업무 스타일이나 어떠한 조직 문화가 좀 더 맞는지, 혹은 덜 불편한지 알게 되었다. 이 글을 보는 예비 임상영양사들도 잘 생각해보고 꼼꼼히 확인해본 뒤, 자신에게 맞는 업무 스타일이나 근무조건, 분위기 등을 찾아 Big5 병원이든 Not Big5 병원에서든 자신만의 커리어를 쌓아가길 바란다.

정규직,
유니콘의 또 다른 이름인가

누구나 가고 싶은 Big5 병원은 규모가 크다 보니 영양팀 근무 인력 도 20명 이상으로 많은 편이지만 임상영양 인력풀 자체가 매우 한정적 이다. 일반 기업처럼 매년 채용이 이루어지지 않는다. 기존에 있던 인 력들이 개인 사정으로 퇴사하면서 자리가 생기면 채용할 수도 있고, 새 로운 사업이나 프로젝트가 진행되면서 인력 증원이 필요해 채용을 하 기도 한다. 조직의 정원에 따라 기간제 근로자 인력이 고정적인 경우는 1~2년마다 채용이 이루어지며, 육아휴직 대체로 계약기간 동안 근무 할 인력을 채용하기도 한다. 이 같은 채용은 정기적으로 이루어지는 것 이 아니기 때문에 원하는 병원의 취업 문턱이 너무 높은 것이다.

Big5 병원에서 계약직으로 1~2년 간 근무를 하고 계약기간이 종료 되었다. 다른 Big5 병원의 계약직 채용에 지원했으나 최종 면접에서 탈락했다. 실업급여를 받는 백수가 되어 몇 주 동안 신나게 놀았다. 그러다 병원에서 같이 일했던 선생님께 연락이 왔다. Not Big5 병원에 채용공고가 떴으니 지원해보라는 것이었다. 서울도 아닌 데다 처음 들어보는 병원이라 거절했다. 그때는 진짜 아무것도 모르던 삐약이 시절이라, 당시 나의 상황과 현실을 직시하지도 못한 채 눈만 너무 높았다. 다른 선생님들도 내게 연락을 해서는 정신 차리라고 말했다. 가고자 하는 최종 목표의 병원이 어디든 다음번 채용공고를 노리는 것이라면 좀 더 현명하게 생각하라고 따끔하게 조언해주었다. "네가 면접자라면, 일 년 동안 경력 단절자로 있었던 사람과 어디에서든 실무 경력을 쌓고 있던 사람 중 누구를 채용하고 싶겠니?"

서류 마감 마지막 날, 마감시간을 몇 분 안 남기고 지원 접수를 마쳤다. 그곳을 시작으로 지금은 다른 Not Big5 병원에서 정규직으로 일하고 있다. 지금 이곳도 처음부터 정규직 인력으로 채용된 것은 아니었다. 매년 뽑는 계약직 자리였다. 3개월 수습 기간 동안 결격사유가 없고, 근무 부서에서 특이사항으로 문제 제기를 하지 않으면 수습기간을 포함하여 1년 간 근무를 할 수 있었다. 나는 영양팀의 유일한 계약직 직원이자 막내였다. 그 당시에는 대단한 포부가 있었던 것도 아니고 여기서 경력을 쌓아서 다음에 어디를 가야겠다는 계획도 없었다. 그냥 계약기간 동안 열심히 다녀야지, 오롯이 그 생각만 가지고 근무했다. 최대 2년까지 계약직으로 근무할 수 있었는데, 첫해 계약기간이 만료되었을 때 지난 1년간 성실히 임했기에 연장 계약서를 쓰고 이어서 1년간 더 근무를 할 수 있었다.

이듬해 총 2년간의 계약직 근무가 끝나갈 무렵이었다. 정부 차원에서 고용 안정성을 높이기 위해 도입한, 기간의 정함이 없는 근로계약을 의미하는 '무기 계약직 제도'가 있었다. 정부기관 및 공기업 등 공공 부문에서 기간제 계약직 근로자를 없애고 상시·지속 업무 종사자는 모두 무기 계약직으로 전환하도록 하는 정책이었다. 다만 민간기업에까지 강제하기는 어려움이 있어 기업별로 자율적 판단에 맡겼는데, 당시 이곳 병원이 무기 계약직 도입이 결정되었던 것이다. 모든 기간제 근로자를 무기 계약직으로 전환할 수는 없어서 1차적으로 만 2년에 가까운 기간 동안 근무한 사람들로 대상자가 추려졌다. 2차적으로 근무기간의 인사 평가를 실시하여 무기 계약직으로의 전환 가능성이 높은 사람들을 추렸다. 근무 부서에서 원하지 않거나 인사 평가 점수가 기준치에 못 미치는 경우에는 부서장 추천이나 인사 평가 자료들을 제출하여 만 1년 이상의 근무자 중에서도 전환 대상자를 선별했다.

최종 전환 대상자로 뽑힌 직군 중에 영양팀도 포함되었다. 즉, 내가 무기 계약직 전환 대상자가 된 것이다. 최종 면접이 남아 있었지만 크게 사고만 치지 않으면, 추가적인 결격사유가 생기지만 않으면 합격이나 다름없었다. 이때는 면접에 지각하지도 않았고 포기하지도 않았으며 면접 복장도 잘 갖춰 입고 갔다. 결과는 최종 합격. 물론 기간의 정함 없이 지속적으로 일을 할 수 있지만 정규직처럼 만 60세 정년이 보장되는 것은 아니며, 임금 체계에서도 차이가 났다. 하지만 당시에는 어느 병원에 채용공고가 떴는지 구직 사이트에 수시로 들어가서 계약직으로 1~2년마다 이직할 병원을 찾아 메뚜기를 뛰던 시절이라, 먼 미래까지 생각할 겨를 없이 더 이상 자소서를 쓰거나 토익 점수를 유지하기 위해 시험 치르는 건 안 해도 되겠다는 생각에 마냥 기뻤다.

그렇게 무기 계약직으로 4년 차가 되었을 무렵, 또 한 번의 기회가 찾아왔다. 원래 정규직으로 근무하던 선임 선생님이 개인적인 사유로 수년간 외국으로 나가야 하는 상황이 생겨 퇴사한 것이다. 10년여 만에 이 병원에서 정규직 채용공고가 뜬 것이라고 했다. 예전 무기 계약직 전환 때처럼 내부 채용이 아니었기 때문에 정말 오랜만에 채용 시험을 준비했던 것 같다. 다행이 이 병원은 영어 점수가 필수 자격이 아닌 선택사항이었다. '아, 서류 탈락은 면했구나.'

먼저 자소서를 쓰기 위해 이 병원의 계약직 지원 때 썼던 자소서를 다시 찾아보았다. 6년 전 것이기도 하고 그동안의 경력이 많이 쌓였기에 일부 갖다 쓰는 것조차 불가했다. 자소서의 문항을 하나하나 새로 쓰면서 새삼 '많은 일이 있었구나' '참 많은 일을 했구나' 등 스스로 돌아보는 시간을 가질 수 있었다. 그러면서 지원자들 중에서 누구보다 이 병원에 대해서 잘 알고 있지 않을까 하는 자신감도 들었다. 당시에 나뿐만 아니라 출산휴가 대체 근무자와 병가 대체 근무자였던 기간제 계약 근무자 두 명 선생님과 함께 지원했었다. 서류 심사 발표 날이 되었고, 나만 합격하고 다른 두 선생님은 불합격 통보를 받았다. 서류 심사에서 탈락할 줄은 몰랐다고, 같이 이야기를 나누다 울며 서로 위로했던 기억이 난다.

그 후로 선생님들의 응원에 힘입어 면접 준비에 매진했다. 계약직 채용 때는 없었던 AI 면접이 복병이라 생각했기 때문에 무료 체험 사이트에 들어가서 시험도 쳐 보고, 유료 결제를 해서 실제처럼 연습을 많이 했다. 그럼에도 AI 면접 당일에는 많이 떨렸지만, 뭐라고 대답했는지도 기억나지 않을 만큼 90분이 순식간에 지나갔다. 끝나고 기진맥진했었는데, 그래도 최대 고비라 생각했던 AI 면접에 통과할 수 있었다.

그다음은 실무진 면접이었다. 다른 병원의 영양팀장 3명이 면접관이었고, 실제 환자 영양교육과 상담할 때 필요한 직무적 지식이나 역량 관련한 질문들이 많았다. 질문이 정확히 기억나지는 않지만 어렴풋이 떠오르는 것은, 소화기관 중 ○○ 부위를 절제했을 때 결핍되기 쉬운 영양소는 무엇이며 그 영양소를 보충하기 위한 급원식품이나 섭취 요령에 대해 말해보라는 것이었다. 당시 면접 예상 질문으로 공부해갔던 내용 중에는 없던 것이었지만, 무기 계약직으로 근무하면서 소화기암교실의 교육을 맡으면서 교육 자료와 강의 자료를 만들어본 적이 있어서 다행히 대답을 잘할 수 있었다. 책 공부뿐만 아니라 찐 경험을 통해 취득한 산지식이었다.

다행히 아예 모르거나 제대로 답변하지 못한 질문은 없어서 다행이라고 생각하면서 실무진 면접이 끝났다. 이제는 최종 임원진 면접이었다. 임원진 면접관은 5명, 최종 면접자는 7명이었다. 이제 이 중에서 최종 1인으로 뽑혀야 정규직이다. 임원진 면접에서의 질문은 지금 전혀 기억나지 않고, 다른 면접자들보다 확실히 덜 떨렸다는 느낌만 남아 있다. 목소리가 떨린다거나 긴장해서 대답을 잘 못했다거나 하는 면접자들도 있었는데, 나는 면접관들이 아는 사람들이다 보니 익숙함 때문인지 확실히 긴장이 덜했던 것 같다. 면접관들과 개인적인 친분이 있는 것은 전혀 아니었다. 병원 행사에서 혹은 진료과와의 다학제 회의에서, 일하면서 오며 가며 알게 된 분들이었기 때문에 '아, 부원장님이다' '인사실장님이다' '진료실장님이구나' 이런 내적 친밀감이 발동한 덕분이라고 생각된다.

일주일 뒤에 최종 발표가 나는 일정이었는데, 기다리는 일수일이 그 어느 때보다 더디게 느껴졌다. 그리고 일주일 뒤, 드디어 최종 합격자 1인이 되었다. Big5 병원 타령만 하면서 이 병원에 오기 싫다고 했던 것이 엊그제 같은데 따끔한 조언을 듣고 응시원서를 내서 계약직으로 근무를 시작하고 그렇게 거쳐 온 곳에서 무기 계약직으로, 그리고 다시 정규직 영양사로 일하게 되다니. 진짜 사람 일은 어떻게 풀릴지 모를 일이다. 내 기준에서 선을 긋고, 제한하고, 지레 막아서지 말고 우선은 할 수 있는 시도를 하고 지원해보길 바란다. 정말 가고자 하는 곳이 확실한 사람들은 방향성을 두고 가다 보면, 시간이 걸리더라도 결국에는 그곳에 도달할 것이다.

급여는 많을수록 좋다,
하지만 돈이 다는 아니다

고용노동부 고용정보시스템 워크넷에서 본 바로는, 영양사의 연봉 하위 25%는 3,108만 원, 중위는 3,419만 원, 상위 25%는 3,900만 원이라고 한다. 임상영양사도 의료기관에 따라 연봉 차이는 천차만별이다. 병원 동기나 선·후배들의 연봉이 구체적으로 얼마인지는 모른다. 서로 이야기하면서 은연중에 '이 정도겠구나' 추정해볼 뿐이다. 실제로 실무 경력은 비슷했지만 A 병원 선생님과 B 병원 선생님의 월급 차이는 100만 원 이상이었다. C 병원 계약기간이 끝나고 D 병원에 입사해서 C 병원 월급만큼 받기까지 5년이 걸린 선생님도 있었다.

물론 적게 일하고 돈은 많이 받는 게 최고다. 월급을 어마어마하게 많이 주는 직장이면 일을 하다가 열불천불이 나더라도 금융 치료로 금세 회복되기 쉬우니까. 하지만 일을 적게 시키고 돈을 많이 주는 회사는 없다. A 병원 선생님이 B 병원 선생님보다 월급은 훨씬 많았지만, 그만큼 일도 더 많았던 것이다. 점심시간 한 시간도 확보되기 어려울 정도로 일은 많지만 업계 월급 최고 수준이기에 A 병원에 다니는 선생님도, 동일 경력 대비 다른 병원보다 월급은 적지만 규정된 휴게시간이 온전히 확보되고 야근 없는 정시퇴근이 정착화된 B 병원에 다니는 선생님도 모두 각자의 직장에 만족하며 지내고 있다.

그런 면에서 보면 직장 선택에 돈이 전부가 아니기도 하다는 뜻이다. 면접 때부터 지긋지긋하게 등장하는 밸런스 게임, 당신은 어느 유형에 속하는 편인가.

① 월급은 많이 주는데 연중 여름휴가를 이틀만 쓸 수 있는 직장 vs 월급은 적지만 내가 원할 때 언제든지 휴가를 쓸 수 있는 직장
② 병원급식 파트를 담당하는 것은 같지만, 급식 운영 형태가 직영이라 3교대 및 주말 근무를 하면서 직접 환자 상차림을 하는 업무 vs 급식 운영 형태가 위탁이라 급식 전문회사가 계약사항에 맞춰 운영하고 있어 상근 근무하면서 전반적인 관리를 하는 업무
③ 업무량은 많지만 정시 퇴근이 당연한 조직 문화 vs 업무량은 적절하나 팀장님이 퇴근하기 전까지 부하 직원이 먼저 가지 못하는 조직 문화
④ 일이 너무 많아서 몸은 힘들지만 같이 일하는 사람들이 좋아 즐거운 직장 vs 일이 고되지 않아 체력적으로 힘에 부치지는 않지만 같이 일하는 사람들과의 갈등이 잦아 스트레스 받는 직장

역시나 정답은 없다. 개인의 성격이 아닌, 본인의 업무를 수행하는 성향에 따라 달라지는 것이기 때문이다. 직장마다 업무 환경, 직원 복지, 조직 문화 등이 다 다르고 개인의 직업에 대한 태도와 가치에 따라 좋은 직장의 기준이 달라지므로 모두에게 다 좋은 직장도, 모두에게 다 나쁜 직장도 없다.

취업에만 성공하면
끝인 줄 알았다

고3 때는 대학만 가면 된다더니, 대학 졸업 때는 취업만 하면 된다더니, 취업했더니 승진을 못하면 나가야 된다니. 매번 퀘스트를 깨부숴야 하는 우리 모두는 매우 피곤하다. 실무를 하면서 본인이 원해서든, 부서 차원에서 필요해서든 역량 강화를 위해 전문교육 과정이나 직무교육을 수료하는 일은 흔하다. 승진 시험에 따라 영어 점수가 필요해서 토익이나 오픽에 응시하고 특정 점수 이상을 받아야 하며, 해당 점수의 유효기간이 종료되기 전에 계속 갱신해야 할 때도 있다. 일을 하면서 그 필드에서 나의 자리를 지키기 위해서는 계속 배워야 하고 끊임없이 증명해내야 한다. 한마디로 일단 직장에 일하러 나왔으면 일을 잘해야 한다. 일을 잘한다는 건, 팀 내의 팀원으로서 제 역할을 해낸다는 것이고, 그 역할이 팀에 기여하는 방향성을 가져야 한다는 것이다.

예를 들어, 임상영양사로서 주된 업무는 환자의 영양교육 및 상담이다. 원활한 교육 및 상담이 진행되려면 우선 상담자가 전문적인 지식을 갖추고 있어야 한다. 그 전문적인 지식은 임상영양사 자격 취득 때 공부했던 것으로 종료되는 것이 아니다. 관련 식사 지침이나 진료 지침은 계속 개정된다. 관련 학계에서는 어떤 연구들이 나오고 있는지, 정부 차원에서 건강 관련 정책들은 어떤 것들이 나오고 있는지, 업계나 동종 의료기관에서의 최신 동향은 어떠한지 등 새롭게 변하고 있는 전문적인 정보에 대해 계속 배워나가야 한다. 그러기 위해서는 관련 학회나 전문교육 기관을 통해 새로운 지식을 습득하고 자격증을 취득해야 한다. 이를테면, 임상영양사 자격증만 있어도 당뇨병 교육을 하는 데 전혀 문제가 없지만 대한당뇨병학회에서 부여하는 전문 당뇨병 교육자 자격 인정증을 취득하여 매년 연수 강좌나 세미나, 학술대회 등을 통해 전문성을 높여 개인의 역량을 강조하고 경쟁력을 높여나가는 것이다. 이 같은 별도의 자격증이나 인정증은 발급되지 않더라도 대한영양사협회에서 진행하는 전문교육 과정이나 직무교육을 수료하여 본인의 실무에 필요한 부분들을 끊임없이 채워나갈 수도 있다.

이러한 직무 관련한 직접적인 지식 습득 등 내용적인 부분에 대한 계발도 중요하지만 교육 및 상담을 진행함에 있어서 그 진행 방법, 전달 능력, 상담 스킬 등 기술적인 부분에 대한 것도 중요하다. 이 부분의 역량은 직접 많이 해보면서 스스로 깨우치기도 하고, 온라인 강의나 사내 교육 프로그램을 통해 배울 수도 있다. "나는 원래 이런 투로 말하는 사람이라서 상담 말투도 그럴 수밖에 없어요"라는 말은 안 통한다. 당신이 원래 그런 사람인지 아닌지, 처음 만난 상대방 입장에서는 알 수 없다. 환자를 대할 때, 직원과 응대할 때, 원활한 의사소통에 대한 일정 부분 정해진 답들이 있다. 그에 대한 습득도 배움의 한 부분이다. MBTI 유형에서 외향적인 E냐 내향적인 I냐 할 때, 흔히 I 유형의 사람이라고 해서 일할 때, 친구 만날 때, 집에 혼자 있을 때 모두 극강의 I 모습만 가지고 있는 것은 아니다. 사회적으로 습득된 E의 성향도 있는 I가 될 수 있어야 한다고 본다. 억지로 성향을 바꾸는 것이 아니라 내 직무를 수행하는 선 안에서 발휘되어야 하는 역량이라면 그 또한 배우고 써먹어야 한다는 뜻이다.

이때까지 말했던 역량이 직무적인 부분이었다면 그다음은 관계성에 대한 역량이다. 기업과 조직에서 끊임없이 강조하는 바로 그것, 즉 '리더십' '협업' '소통 능력'이다. 이 역시 배움이 필요했다. 수년간 팀의 막내로 지내다 보니 상명하복에 익숙한 쭈그리였다고나 할까. 그러다 어느 순간 선배의 위치가 되고 후배 선생님과 같이 일하게 되면서 업무를 지시하는 경우가 많이 생겼다. 단순한 예를 하나 들면, "선생님 저 사물함에 있는 기록물 언제까지 정리 좀 해주세요"라고 업무 지시를 한다. "다 했습니다"라고 해서 확인해보면 "이게 다 한 건가요?"라고 되묻는 루틴이었다. 여기서 문제는 정리의 개념이다. 계속 그 정리 업무를 해왔던 나의 입장에서 정리하라는 말은 이 페이퍼들은 이쪽으로 둔다든지, 색인을 표시해 둔다든지, 어떤 기록물은 다른 사물함으로 옮겨야 된다든지 등 함의를 알고 있는 것이지만 업무 인계를 받았으나 매번 그 업무를 해오지 않은 사람의 입장에서는 업무 지시도 아주 명확하고 구체적으로 해줘야 한다는 것이다. 기존에 정리되어 있던 걸 보고 '알아서 딱 깔끔하고 센스 있게' 일할 줄 알았지, 이건 욕심이다. 내가 안다고 해서 상대방도 나와 똑같이 알 것이라는 생각은 버려야 한다.

그 생각을 버리지 못한 사람이 바로 나였다. '나는 선배가 C 업무를 시키면 C 업무에 파생된 C′, C″까지 해서 갔는데 이 후배는 왜 그렇게 안 해올까? 일부러 안 하는 건가? 나 열받으라고?' 이런 비약적인 결론까지 낼 때도 있었다. 후배 선생님 입장에서는 이유 없이 미움받는 꼴이 되어버리는 셈이다. '그럼 C′, C″ 업무까지 해오라고 시키면 되지, 왜 C 업무만 시켜놓고 그것만 했다고 뭐라고 하는 거야? 어떻게 하는지 떠보는 건가? 일부러 나 태우는 거?' 이렇게 생각했을지도 모른다.

이런 식이 반복되면 "소통 부재" "꼰대네, MZ네" 하며 서로 욕하는 상황으로 이어질 것이다. 실제 나도 속으로 욕하며 대면하기 싫어서 차라리 내가 일을 더 많이 할지언정 일을 시키지 않았던 시절도 있었다. 그런데 너무나 고맙게도 선배 선생님들이 둘 사이의 소통 문제에 적극적으로 조율해주셨다. "이 선생님은 이러이러한 성향이라 그렇게 말한 것이지, 나쁜 의도는 아니었어. 저 선생님도 이러이러한 성향이라 그렇게 한 것이지, 일부러 안 한 것은 아니었어. 앞으로는 둘 다 소통하고 서로의 입장을 있는 그대로 받아들이며 곡하게 해석하지 않는다면 훨씬 더 잘 지내고 일도 잘할 수 있을 거야."

이게 진정한 리더십이 아닐까. 경험이 풍부한 선배나 상사에게 조언을 구하고 그들의 경험을 통해 의사소통, 협력, 리더십에 대한 역량을 배울 수 있었다. 특히 멘토로서의 조언은 직무에서 실전적인 지혜를 얻는 데 많은 도움이 된다. 소통 문제로 고민했을 때 직무적 고충 상담 참여 등 사내교육 프로그램에 참가하기도 하고, 소셜 미디어를 통해 다양한 사람들의 경험담이나 조언을 얻기도 했다. 내가 훌륭하거나 본받을 만한 선배는 아니지만, 그래도 변화된 직무적 위치나 역할에 맞춰 관계적인 역량 강화도 반드시 필요하다는 인식을 제대로 느끼고 지금도 부지런히 힘쓰고 있다.

더불어 직무 역량 강화에도 힘쓰고 있다. 요즘은 건강정보 대홍수의 시대다. TV 건강정보 프로그램, 유튜브 의학 지식 영상, 인터넷 질문이나 블로그 정보, 소셜 미디어, 홈쇼핑 등 다양한 매체를 통해 수많은 건강정보가 쏟아져 나온다. 그러나 과학적 근거가 미흡한 정보의 과잉, 건강정보의 상업화 등의 문제나 그 정보를 해석하여 적용할 수 있는 능력에 대한 차이 등으로 인해 건강정보 오용과 남용의 가능성이 있어 오롯이 그 건강정보들을 받아들이기 쉽지 않다. 하지만 상당수의 환자들은 다양한 건강정보에 대한 관리 및 필터링이 안 되는 상황에서 무조건적으로 수용할 때가 있다. "TV에 의사가 나와서 말했어요" "아는 지인이 이거 먹고 좋아졌대요" "요즘에 유행하는 ○○ 푸드 있잖아요, 그걸 모르세요?" 모르고 싶지만 알아봐야 한다. 어떤 시류에 따라 특정 식품의 언급이 폭발하고, 마트에 새로운 코너로 한 자리를 차지하며, SNS에 '나도 먹었다' 인증으로 도배될 때가 있다. 유행하는 다이어트가 원푸드였다가 디톡스였다가 덴마크였다가 저탄고지로 바뀌는 것처럼 식품·영양도 트렌드가 있다. 영양 관련 이슈나 트렌드를 인지하고, 환자에게 적합한 정보인지 판단하여 환자의 건강관리 및 생활양식 개선을 위해 정확한 지식으로 교육하고 지도해야 한다. 그러기 위해서는 직무 역량 강화에 힘쓸 수밖에 없다.

임상영양치료의 표준화된 가이드라인과 더불어 최신 지견 및 실제 반영 사례 등을 지속적으로 공유하고 공부해나가야 한다. 학술대회, 연수 강좌, 전문 영양사 모임, 학회 소식지 등 실무 역량에 도움을 줄 수 있는 기회를 적극 활용하는 것이 좋다. 그러다 보면 나중에는 의료진과 임상 연구도 하고, 학회지나 정보지에 기고도 하며, 학회·협회의 학술 대회 등에서 전문 의료인을 대상으로 강연도 하는 등 연구 및 학술활동을 활발히 하는 전문가 중의 전문가가 되어 있을지도 모른다.

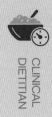

(제3장)

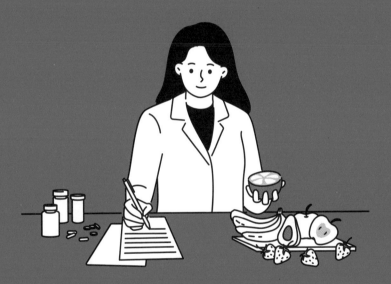

임상영양사
이야기

임상영양사는
어떤 일을 하는가

국민영양관리법 시행규칙 제22조에 의하면 임상영양사의 정의와 업무는 영양사와의 그것과는 구별되고 있다. 임상영양사의 활동은 주로 병원에서 이루어지며, 대부분 임상영양사 역할을 수행하지만 맡은 직무에 따라서 영양사의 역할을 수행하기도 한다.

〈영양사(국민영양관리법 제17조)〉

① 건강증진 및 환자를 위한 영양·식생활 교육 및 상담

② 식품영양정보의 제공

③ 식단 작성, 검식 및 배식 관리

④ 구매식품의 검수 및 관리

⑤ 급식시설의 위생적 관리

⑥ 집단급식소의 운영일지 작성

⑦ 종업원에 대한 영양지도 및 위생교육

〈임상영양사(국민영양관리법 시행규칙 제22조)〉

① 영양문제 수집·분석 및 영양요구량 산정 등의 영양판정

② 영양상담 및 교육

③ 영양관리 상태점검을 위한 영양모니터링 및 평가

④ 영양불량 상태개선을 위한 영양관리

⑤ 임상영양 자문 및 연구

⑥ 그밖에 임상영양과 관련된 업무

의료기관에서의 임상영양사는 타 분야, 즉 의사, 약사, 간호사 등과 협업으로 임상치료에 참여하는 경우가 많으므로 타 분야의 지식과 변화에 민감해야 하며, 매우 빠른 속도로 변화하는 보건의료 환경의 제도에 부합될 수 있도록 지속적인 자기계발과 정보 습득에 노력을 기울여야 한다.

예를 들어 당뇨병 환자에 대한 임상치료를 진행할 때 의사, 간호사, 임상영양사 등 여러 전문가들의 협업이 이루어지는데, 임상영양사로서 당뇨병 환자의 영양상담 및 교육을 담당하지만 동일한 질환이라도 환자 개인마다 다른 기질성을 가지기 때문에 환자별로 치료 계획은 개별화되어 있다. 그러므로 환자의 임상치료를 관통하여 영양관리를 하기 위해서는 다학제, 다 직종 간의 지속적인 정보 교류가 필요하다. 의사

가 목표한 혈당 범위는 어떠한지, 약물 처방은 어떠한지 등을 살피고, 간호사가 환자에게 어느 시점에 어떤 인슐린을 얼마나 투약하도록 교육했는지, 혈당 측정은 언제 하도록 안내했는지 등을 확인하여 환자 영양상담 및 교육 수행 시 해당사항들을 반영한다.

또한 임상영양사의 역할은 병원뿐만 아니라 산업체, 학교 및 지역사회 등의 영역에서도 질병예방 및 건강관리 분야까지 확대될 수 있다. 임상연구 및 자문활동을 통한 과학적인 근거와 체계 개발 및 구축에 기여할 수 있으며, 더 나아가 국가적 차원에서의 의료비 절감을 도모할 수 있다.

임상영양사의 직무는 어떤 것이 있는가

한국영양교육평가원에서 제시하는 임상영양사 직무기술서 및 직무명세서를 보면 7개의 임무(duty), 27개의 과업(task), 93개의 과업 요소(task element)로 임상영양사의 직무에 대해 기술하고 있으며, 직무 수행을 위한 직무 지식, 기술 및 능력, 관련 교과목을 통해 직무에 대한 자세한 내용을 작성하였다. 7개의 임무는 영양판정, 영양진단, 영양중재, 영양모니터링·평가, 자문·협력, 영양연구, 자기계발이다.

해당 임무별 과업까지 좀 더 살펴보자. 첫 번째, 영양판정 임무를 위해 영양 초기평가, 식품영양 관련 자료 수집·평가, 의학적 자료 점검, 신체계측 자료 수집·평가, 신체증상 자료 점검, 개인력 및 과거력 자료

직무기술서				직무명세서		
임무 Duty	과업 Task	과업 요소 Task element	중 요 도	지식	기술·능력	관련 교과목
A. 영양 판정	A1. 영양 초기 평가 하기	A1-1 영양 초기평가 도구 결정하기	5	영양 검색 도구의 종류 및 특성 • SGA, NRS, MNA 등	영양 검색 도구 개발 및 활용	임상영양치료 임상영양연구
		A1-2 영양 초기평가 실행하기	5		영양 검색 도구 개발 및 실행	임상영양치료
		A1-3 영양불량 위험환자 선별 및 관리 계획 수립하기	5	영양불량 위험군 선별 기준 • SGA, NRS, MNA 등	영양불량 위험군 선별 기준 활용 영양불량 위험군의 영 양관리 계획	임상영양치료 임상영양연구
		A1-4 영양 초기평가 결과 고지하기	5		영양 검색 결과 고지	임상영양치료
	A2. 식품 영양 관련 자료 수집 · 평가 하기	A2-1 식사력 자료 수집 · 평가하기	4	식습관 평가에 필요한 항목들 • 식사와 간식의 전반적 패턴(식사 횟수, 식사 시간 및 식사 속도 식품 구성, 주요 식품 섭취 빈도, 선호식품/기피식품 등) • 외식 상황(빈도/주요 선택 음식 등) • 음주 상황(빈도/양/함께 먹는 음식 등) • 기존 식사 조정 내용 등 보충제, 건강기능식품, 민간요법 등의 종류 와 문제점 식품 알레르기의 원인 및 증상	식사력 조사 에 필요한 설 문지 작성 및 면담 기술 수집된 자료 를 근거로 식 사력에서의 장단점 찾기	임상영양치료 고급영양상담 및 교육 병태생리학
		A2-2 영양섭취량 자료 수집 · 평가하기	5	식품 섭취 조사방법의 종류(24시간 회상 법, 섭취 빈도 조사, 식사일기 등)와 장단 점 식품 교환표를 이용한 식사섭취량 평가 방 법 database(한국영양학회, 농촌진흥청 Fantasy 등)를 이용한 식품별 영양소 영 양섭취량 분석방법 한국인 영양섭취 기준의 영양소별 필요추 정량, 권장섭취량, 충분섭취량, 상한섭취량 에 대한 이해	영양섭취량 조사에 필요 한 설문지 작 성 및 면담 식사섭취 조 사방법 활용 칼로리 및 당 질, 단백질, 지 질, 비타민, 무 기질 등 영양 소 섭취량 분 석방법 활용 개인별 영양 섭취 기준량 결정 영양섭취량 평가	임상영양치료 고급영양상담 및 교육

임상영양사 직무기술서 및 직무명세서 일부 발췌

(출처: 한국영양교육평가원)

점검, 영양 요구량 결정, 영양판정 기록을 수행하여야 한다. 두 번째, 영양진단을 위해 영양진단 도출, 영양진단의 우선순위 결정, 영양진단 기록에 대한 임무가 필요하다. 세 번째, 영양중재는 영양중재 계획, 영양처방 관리, 영양상담, 영양교육, 영양집중지원, 영양중재 기록을 과업으로 삼는다. 네 번째는 영양 모니터링·평가 임무로 영양상태 모니터, 영양중재 과정 모니터, 영양중재 평가, 영양 모니터링·평가 기록을 담당한다. 다섯 번째 자문·협력을 위해서는 영양 자문 활동, 협력관계 구축 및 유지 업무가 필요하고, 여섯 번째 영양연구 업무는 질 향상 활동, 연구 활동이 해당된다. 마지막으로, 자기계발은 학회 활동 등을 포함한 전문성 향상과 윤리적·법적 업무 등을 수행하는 자기관리가 해당된다.

임상영양치료란
무엇인가

〈임상영양관리 지침서 제4판(2022)〉에 따르면, 임상영양치료란 질병이나 상해의 치료를 목적으로 임상영양사 혹은 영양 전문인에 의해 제공되는 종합적인 영양치료서비스로 일련의 체계 혹은 영양치료 활동을 의미한다. 일반적으로 임상영양치료는 영양검색(nutrition screening) 과정을 통해 영양불량 위험이 있거나 영양불량(malnutirition)이 있는 대상을 선별하여 이루어지거나, 의료진이 질병치료에 영양관리(nutrition care)가 필수적인 환자를 의뢰하여 이루어진다. 영양사에게 의뢰된 환자는 심도 있는 영양판정을 실시하고, 이를 근거로 효과적인 영양치료 계획을 수립한다. 그다음 단계로 치료 계획에 따라 영양상담, 식사 조정, 영양집중지원 등의 영양치료 활동이 환자의 상태에 따라 시행되며, 임상영양치료의 목표를 달성할 때까지 전문적인 임상영양치료가 지속된다.

나는 실제 업무를 하고 있으니 '영양검색' '영양불량' '영양관리' '영양판정' '영양치료'와 같은 특정 단어들이 현업에서 어떤 의미를 가지는지, 어떠한 업무로 발현되는지 바로 알 수 있지만 이 책을 읽는 분들은 다 거기서 거기 아닌가 싶을지도 모르겠다. 아는 입장에서도 다 거기서 거기일 때가 있지만 하나씩 알아가 보자. 먼저 영양관리 과정에 따라 구분해서 살펴보자.

영양관리 과정은 어떻게 진행되는가

"영양관리 과정(Nutrition Care Process, NCP)이란 영양사와 영양 전문가들이 개인 환자 혹은 집단을 대상으로 일관성 있는 양질의 개별화된 영양관리를 시행하여 임상경과 예측이 가능하도록 설계하는 것이다. 영양판정, 영양진단, 영양중재, 영양평가라는 이름으로 총 4단계의 과정을 거치게 된다."[5]

▌1단계. 영양판정(nutrition assessment)

영양판정은 영양관련 문제를 규명하기 위해 환자와의 면담이나 식사일지를 통해 식습관이나 식사행동 같은 주관적인 의견을 얻고, 신체계측이나 검사 결과와 같은 객관적인 수치를 통해 환자에 대한 정보를

---

5   출처: 국제임상영양 표준용어 지침서

얻고 분석하는 과정이다.

▌2단계. 영양진단(nutrition diagnosis)

영양진단은 영양판정 결과를 토대로 영양사가 독립적으로 치료할 책임이 있는 특정 영양문제를 규명하고 기술하는 과정이다.

▌3단계. 영양중재(nutrition intervention)

영양중재는 영양진단을 토대로 영양문제를 해결하거나 개선하기 위한 방향을 잡아주는 과정이다.

▌4단계. 영양평가(nutrition monitoring and evaluation)

영양평가는 영양모니터링 및 평가 단계로 영양중재의 목표를 어느 정도 달성했는지 객관적인 수치로 정량화하는 과정이다.

쉽게 한 문장으로 요약하면, 영양관리 과정은 환자 상태를 살펴 영양적인 문제가 발견되면 이를 개선하기 위해 영양적 치료 계획을 세우고 계획대로 이행됐을 때 효과까지 살피는 일련의 과정이라고 보면 되겠다. 실례를 들어 좀 더 자세히 살펴보자.

여기 외래 진료를 보던 중 의료진이 질병치료에 영양관리가 필요한 환자가 있다며 영양팀에 교육을 의뢰하였다.

○ 주관적인 의견: 건강검진상 고지혈증 진단을 받고 진료 의뢰된 환자
○ 객관적인 정보:
– 체질량 지수(kg/m²) 28.74
– 수축기혈압/이완기혈압(mmHg) 142/88
– 총콜레스테롤/중성지방/고밀도 콜레스테롤/저밀도 콜레스테롤(mg/dL) 289/325/50/175
○ 의료진 진단: 고혈압 의심, 이상지질혈증
○ 질병치료 계획: 혈액검사 등 추적 관찰, 약물치료 고려, 이상지질혈증 교육

※ 혈압 수치는 고혈압 전 단계에서 1단계 고혈압 사이에 해당됨
※ 고밀도 콜레스테롤(HDL)을 제외한 지질 수치 모두 정상 범위보다 높음. 저밀도 콜레스테롤(LDL) 수치가
  160 이상일 경우 약물요법 병행할 수 있음

영양관리 과정에 맞춰 이 환자의 영양문제를 먼저 규명하고, 그것을 개선하기 위한 영양중재 계획을 세운 후 교육을 진행한다.

1단계. 영양판정

환자와의 면담이나 식사일지 분석을 통해 식습관을 파악한다. 환자는 외식을 자주 하고, 외식 메뉴는 주로 삼겹살, 햄버거 등이다. 선호하는 메뉴를 분석했을 때 고지방식품 위주로 식사를 한다. 이는 주관적인 정보에 해당한다. 이번에는 환자의 신체계측 및 혈액검사를 통해 객관적인 정보를 얻는다. 체중과 키의 관계로 지방의 양을 추정하여 비만도를 평가하는 지수인 체질량지수(Body Mass Index, BMI)가 28.74kg/m²로 1단계 비만에 해당하는 수치다. 저밀도 콜레스테롤 수치가 175mg/dL로 정상 범위보다 높은 수치다. 저밀도 콜레스테롤은 일명 나쁜 콜레스테롤로 불리는데, 이는 혈관벽에 과도한 콜레스테롤 침착을 유발해서 동맥경화증과 심장 질환 위험을 높이기 때문이다. 수치 개선을 위한 식습관 교정이 필요하겠다.

2단계. 영양진단

영양판정을 토대로 환자의 하루 평균 지방 섭취량은 120g으로 분석된다. 한국인 영양소 섭취 기준과 비교할 때 환자는 지방 섭취량이 매우 높다. 지나친 지방 섭취는 잦은 외식과 연관되어 있어 이 환자의 영양진단은 지방 과다 섭취로 기술할 수 있다.

3단계. 영양중재

영양처방은 하루 60g의 지방 섭취를 권고하고, 영양중재 전략은 영양교육 및 상담을 시행한다. 이상지질혈증 치료의 효과를 높이기 위해 지방 섭취량을 줄이는 것이 영양중재의 목표가

되고, 영양교육 및 영양상담을 통해 지방 섭취를 줄이는 식사 지침을 제시하고 환자와 협의하는 과정이 필요하다. 전반적인 환자 상태 및 이상지질혈증의 식사 지침 등을 토대로 지방 권고 섭취량을 설정하고, 외식의 횟수 감소 또는 메뉴 변경 등의 방식으로 환자가 우선적으로 개선할 수 있는 방향성을 제시한다.

4단계. 영양평가
이상지질혈증에 대한 추적 관찰을 위해 다음 번 외래 진료가 다시 예약된다. 이때 영양평가를 시행한다. 현재 지방 섭취량은 영양처방의 200%다. 다음 환자 재면담 시 섭취량 변화에 대한 모니터링을 실시한다. 지방 섭취량을 줄이기로 한 영양중재의 목표를 어느 정도 달성했는지 객관적인 수치로 평가한다. 만약 하루 지방 섭취량이 90g이 된다면, 영양처방의 150%가 되므로 추가적인 영양중재가 더 필요하다.

영양판정과 영양검색은 무엇인가

'영양판정'이란 영양과 관련된 문제점과 원인, 중등도를 파악하기 위해 필요한 자료를 수집 및 확인하고 해석하는 체계적인 방법이라고 정의할 수 있다. 영양판정은 질환이나 건강 상태, 사회환경, 식사와 영양, 약물, 보충제, 민간요법 시행 등의 과거력 조사와 함께 임상조사, 신체계측, 생화학적, 의학적 검사 결과 등을 이용하여 임상영양사가 수행하는 종합적인 평가과정이다. 이는 지속적으로 이루어지는 동적인 과정으로 초기의 자료 수집과 지속적인 재평가, 특정 기준과의 비교를 통한 영양상태 분석을 포함한다.

영양판정은 임상영양치료의 토대가 되는데, 특히 질병의 원인 파악, 예방 및 관리 혹은 건강증진의 측면에서 개인에 맞춰 영양관리를 개별화하는 데 중요한 기초가 된다. 정기적인 영양판정을 통해 조기에 영양

부족을 발견할 수 있고, 보다 심각한 결핍과 기능적 변화가 나타나기 전에 '영양중재'를 통해 영양소 섭취량과 생활양식을 개선함으로써 건강증진에 기여할 수 있다. 특히, 병원 내 영양불량은 합병증과 병원 감염, 의료비와 사망률, 재원 일수 증가에 기여하므로 반드시 모든 입원 환자를 대상으로 영양판정과 그에 기초한 영양관리를 시행해야 한다.

영양상태를 측정할 수 있는 단일지표는 없으므로 영양상태를 반영하는 다양한 지표들을 종합적으로 평가해야 하며, 이를 통해 개인이나 집단의 영양상태를 적절하게 평가하기 위해서는 전문가적인 경험을 통한 판단이 필요하다. 하지만 모든 입원 환자를 대상으로 하는 전반적인 영양판정은 시간과 자원이 많이 필요하므로 영양문제가 있을 수 있는 환자를 선별하기 위한 체계가 필수적이다.

'영양검색'은 영양문제가 있는 환자 혹은 개인, 집단을 규정하는 과정이다. 영양검색의 목적은 영양불량이거나 영양불량의 위험이 있는 환자를 빠르게 규명하고, 추가적인 영양판정이 필요한지를 결정하는 것이다. 영양검색은 가능한 간단하고, 비용 효과적이면서 영양적 위험이 있는 환자를 잘 선별할 수 있도록 민감도와 특이도가 높은지 표 또는 도구를 활용하는 것이 바람직하다. 보통 영양검색 도구를 구성하는 객관적 지표로는 키, 체중, 체중 감소 등이 있으며, 주관적 지표로는 식사 섭취 감소, 식욕 등이 있다.

대상 환자의 특성과 기관의 정책, 병원 환경 등에 적합한 영양검색을 위해 다양한 영양검색 도구들을 활용한다. 대표적인 영양검색 도구 중 하나를 살펴보자. 'Nutrition Risk Screening 2002(NRS 2002)'는 내·외과 입원 환자에게 유용한 영양검색 도구로서 다음의 다섯 가지 기준을 사용하는데, 검색 질문으로 연령($\geq$70세), 체질량지수($\langle 20.5 kg/m^2$), 최근 3개월 간 체중 감소, 일주일 간 섭취량 감소, 중증질환(예를 들면, 급성호흡곤란증후군 등 중환자) 유무를 평가한다. 총점 결과에 따라 영양불량 위험 없음, 저위험, 중등도위험, 고위험으로 분류한다.

영양검색을 통해 영양불량의 위험이 높은 환자라고 선별되었다면, 추가적인 영양판정을 통해 영양불량을 진단한다. 영양불량의 원인에 대해 평가하고, 영양상태 악화를 막거나 개선시키기 위해 임상영양사 혹은 영양집중지원팀에 의뢰해 영양소 섭취량을 늘릴 수 있도록 목표를 설정하며 영양중재를 시행한다.

영양불량 진단 기준 중 하나를 살펴보면, GLIM(Global Leadership Initiative on Malnutirition)이 있다. GLIM에서는 영양불량 진단지표로 병인론적 기준(etiologic criteria)과 표현형 기준(phenotype criteria)으로 나누고, 각 기준에 해당하는 상황이 각 1개 이상 동시에 존재할 때 영양불량으로 진단한다. 병인론적 기준에 해당하는 지표는 식사량 감소, 소화·흡수 장애, 염증 반응과 관련된 질환이며, 표현형 기준에 해당하는 지표에는 체중 감소, 체질량지수, 근육량 감소가 있다. 그러나 환자들은 의학적인 상태의 변화에 따라 영양상태가 크게 달라지기 때문에 여러 요인들을 고려한 종합적인 평가가 필요하며 자주 면밀하게 관찰해야 한다. 실례를 들어 살짝 엿보자.

- 주관적인 정보: 최근 가래와 기침이 심해지고 열이 나서 외래 진료를 보러 왔다가 검사 후 폐렴이 의심되어 입원한 환자
- 객관적인 정보: 입원 1일 차, 여성, 나이 만 80세, 키 160cm, 체중 48kg, 최근 3개월간 체중 감소 없음, 일주일간 섭취량 감소, 식사 처방은 저녁부터 일반연식(죽) 예정
- 의료진 진단: 세균성 폐렴 의심
- 질병치료 계획: 항생제 치료 시작, 생화학적 검사 등 환자 상태 추적 관찰

⟨NRS 2002에 맞춰 영양검색을 실시한다.⟩

① 연령 70세 이상에 해당되어 1점

② 체질량지수 20.5kg/m² 미만에 해당되어 2점

③ 최근 3개월간 체중 감소는 '해당 없음'으로 0점

④ 일주일간 섭취량 감소에 해당되나 지난주 섭취량이 필요량의 75%이므로 0점

⑤ 중증질환 '해당 없음'으로 0점

총점 결과 3점으로 영양불량 중등도위험으로 선별되었다. 영양불량의 위험이 높은 것으로 분류되었는데, 실제 중등도 이상의 영양불량이 있는지 GLIM에 맞춰 영양불량 여부를 진단한다.

⟨표현형 기준⟩

① 체중 감소는 없으므로 해당 없음

② 체질량지수 18.75kg/m²로 70세 이상의 환자에서 17.8~20.0kg/m²에 해당

③ 근육량 감소는 측정 결과가 없어 판정할 수 없음

〈병인론적 기준〉

① 식사량이 감소했으나 지난주 섭취량이 필요량의 50% 미만 또는 섭취량 감소 기간이 2주 이상에 해당되지 않음

② 단장증후군, 췌장기능부전, 식도폐쇄 등의 소화·흡수 장애 없으므로 해당 없음

③ 염증 반응 시 나타나는 임상 증상 및 생화학점 검사 결과로 발열, 혈청 알부민 수치 감소 보이지만 염증 반응과 관련된 급성 또는 만성질환에는 해당되지 않음

적어도 표현형 기준 1개 이상이면서 병인론적 기준 1개 이상일 때 중등도 또는 중증의 영양불량을 진단할 수 있으나, 이 환자는 영양불량에 해당되지 않는다. 이런 경우에는 적극적인 영양중재에 대한 요구는 낮은 것으로 간주된다. 다만, 환자는 의학적인 상태 변화에 따라 영양상태도 달라질 수 있기 때문에 치료 기간 중 정기적인 재평가는 필요할 수 있다.

영양중재란 무엇인가

'영양중재'란 영양관리 과정 중의 한 단계로 영양문제를 해결하거나 개선하기 위한 특정 행위를 말한다. 영양과 관련된 행동이나 환경적 조건, 건강과 관련된 영양적 측면을 변화시키려는 데 목적을 둔다. 먼저

간단히 훑어보자.

이 환자의 영양문제는 부적절한 식사행동으로 진단할 수 있다. 이를 개선하기 위해서 식사 집중을 방해하는 환경적 조건을 바꿔보자. 환사가 식사 시에 식탁 위를 단순하게 구성하여 시각적 혼돈을 줄여준다. 꽃이나 장식품을 치우고, 식탁보도 화려한 무늬가 있는 것보다는 단색으로 준비해본다. 또 식탁에 한두 가지 음식만 놓아 식사에 집중할 수 있게 하고, 식탁보와 식기의 색깔을 서로 다른 색으로 배치하여 환자가 잘 구분할 수 있도록 해준다.

중증의 인지장애로 식사 보조가 필요한 환자 상태를 고려해 환자의 직접적인 행동 변화보다는 주변 환경적 조건을 개선하는 측면으로 영양중재를 계획하고, 계획한 대로 환자의 보호자가 실천할 수 있도록 상세 내용을 설정한다. 여기서 중요한 것은 영양중재를 결정할 때는 계획과 실천, 두 가지 구성요소를 포함한다는 것이다. 계획에는 영양진단의 우선순위 결정, 환자 및 보호자와 협의, 실무 지침 및 정책 검토, 영양중재의 목표 설정, 영양처방 및 기본 계획 설정, 영양중재 전략을 결정하는 과정이 포함된다. 특히, 영양중재의 계획에서 영양처방을 구체화하는 것이 중요하다. 기준과 방향이 바로 서야 실천 정도와 그에 대한 효과를 제대로 볼 수 있을 테니 말이다.

영양처방은 참고 표준치, 식사 지침, 환자 건강상태, 영양문제 등에 근거한다. 환자에게 맞는 에너지, 식품 선택 등에 대한 권고사항을 제시하고, 영양판정에 대한 의사소통을 목적으로 한다. 그리고 실천은 중재 계획을 실행하는 단계이며, 전문 관리 계획을 수행하고 의논한다. 자료를 지속적으로 수집하며, 환자 반응을 근거로 영양중재를 다시 수정하는 과정이다. 이 환자의 영양중재를 계획과 실천 단계로 나누어 살펴보자.

✅ 환자: 체질량지수 $35kg/m^2$ 이상의 고도비만 환자
✅ 특징:
– 식사일기 분석 결과, 하루 섭취량 2600kcal
– 약물치료 병행 계획 중
– 체중 조절 위해 비만 상담 의뢰됨

영양판정은 고도비만 환자로 체중 조절을 위해 약물치료 병행과 더불어 영양치료도 필요하다는 것이고, 영양문제는 에너지 섭취 과다로 진단된다. 영양중재의 계획과 실천은 다음과 같이 설정할 수 있다.

〈영양중재 계획〉
✅ 목표 설정: 섭취 칼로리 줄이기
✅ 영양 처방: 현재 섭취량 2600kcal/day에서 권장량 1800kcal/day로 줄이기
✅ 전략: 섭취 칼로리를 줄이기 위해 스스로 식습관을 교정하는 데 도움이 되는 지식(기술) 교육하기

〈영양중재 실천〉
✅ 수행: 매끼 일정한 식사량 유지하기, 모임 횟수 줄이기, 배달식 식사량 줄이기, 지방 함량 확인 후 식품 선택하기

이때, 환자가 실제 실천할 수 있는 계획을 세우는 것이 중요하다. 환자의 실천력을 끌어올리고 그 수행능력을 지속 가능하게 하려면 우선순위를 정하는 것이 도움이 된다. 또한 환자 반응을 근거로 영양중재는 수정될 수 있어야 한다. 예를 들어 환자에게 모임 횟수를 줄이는 것을 영양중재로 설정하였으나 환자가 업무나 일정상의 이유로 모임에 나가지 않는 것이 불가하다고 할 경우, 모임 횟수를 줄이는 것 대신에 모임에 나갔을 때 섭취 조절에 도움이 될 전략을 다시 논의해야 한다는 뜻이다. 여기서 중요한 포인트는 바로 전략이다. 계획과 실천으로 구성된 영양중재는 영양문제를 개선하기 위한 방향을 잡아주는 과정인데, 계획한 영양목표에 도달하기 위한 최적의 방법을 전략으로 명명한 것이다. 영양중재 전략은 영양문제의 병인 해결에 목표를 둔다. 특정 징후나 증상의 경감을 목표로 하는 경우도 있다. 영양중재 전략은 네 가지 영역으로 분류한다.

▌영역1. 식품·영양소 제공

식품 및 영양소를 제공하는 개별화된 방법(식사, 간식, 경관영양, 정맥영양, 보충제 등)

▌영역2. 영양교육

환자가 스스로 식습관을 관리하는 데 도움이 되는 지식을 가르치거나 기술을 훈련시키는 과정

▌영역3. 영양상담

상담자와 환자 간의 상호협동적인 관계를 기반으로 환자 개인의 건강상태를 개선하도록 도와주는 과정

▌영역4. 영양관리를 위한 다분야 협의

영양관리를 도울 수 있는 다른 분야의 전문가가 기관에 의뢰하거나 협의하는 과정

영역별로 영양중재 전략은 어떻게 구성되고 어떠한 것들이 포함되는지 케이스로 살펴보자.

> ✅ 수술 후에 영양소 필요량이 증가한 A 환자
> ✅ 입맛이 없어 식사량이 감소한 B 환자
> ✅ 치아 소실로 저작이 어려운 C 환자
> – 전략: 에너지 및 단백질 영양소 보충을 목적으로 경구용 보충제 섭취를 권장, 실행하는 방법으로 '영역1. 식품·영양소 제공' 전략을 활용할 수 있다.

> ✅ 새롭게 진단받은 당뇨병에 대한 지식이 부족한 D 환자
> ✅ 혈당을 낮춰준다는 민간요법을 맹신하는 E 환자
> ✅ 혈당 조절에 도움이 된다는 약용식품을 과다하게 활용하는 F 환자
> – 전략: 당뇨병과 영양의 관계를 논의하고, 당뇨병의 영양관리와 관련된 기본적인 교육을 통해 올바른 정보를 제공하는 방법으로 '영역2. 영양교육' 전략을 활용할 수 있다.

- ✅ 스트레스로 인해 식욕을 잃은 G 환자
- ✅ 스트레스로 인해 폭식하는 H 환자처럼 부적절한 식행동이 관찰되는 환자
- 전략: 환자가 스트레스 관리를 위해 환경을 바꾸거나 감정에 대처하는 방법을 알아낼 수 있도록 도움을 준다. 예를 들어 바쁠 때 먹는 방법, 감정적인 충동에 의한 식욕을 대처하는 방법 등을 공유하는 방법으로 '영역3. 영양상담' 전략을 활용할 수 있다.

- ✅ 위 절제 수술 후 연식(죽)까지 식이 이행한 환자는 퇴원 후 식사 준비가 어려워 요양병원으로 전원 갈 예정
- 전략: 타 기관으로 이송 시 새로운 환경에서 환자의 일정, 활동 정도 등을 고려하여 영양처방을 변경하고, 영양관리 계획을 전달하는 방법으로 '영역4. 영양관리를 위한 다분야 협의' 전략을 활용할 수 있다.

영양교육과 영양상담은 차이가 있는가

앞서 보았던 영양중재 전략은 4개 영역으로 분류되어 있지만 실제 현업에서는 한 개의 단독 전략을 쓰는 경우는 드물고 대부분 2개 이상의 전략을 병행하거나 혼재하여 쓰게 된다. 영양교육 전략을 썼지만 영양상담이라 지칭하기도 하고, 영양상담 전략을 썼지만 영양교육이나 면담이라 지칭하게 되는 것이 하나의 방증이다. 〈국제임상영양 표준용어 지침서〉에 따르면 각각의 용어 정의 및 개념 확립을 위해 구분하여 사용하고 있으니 '영역2. 영양교육' 및 '영역3. 영양상담'의 영양중재 전략을 구분하여 좀 더 집중적으로 살펴보자.

- ◉ 현재 병력: 16세 여환으로 2021년 8월 1형 당뇨병 첫 진단 후 약물치료 중이었으나 다뇨, 다갈 증세 심하고 혈당 조절이 되지 않아 조절 위해 입원함
- ◉ 주관적인 정보:
  - 복부불편감, 다뇨, 다갈
  - 1형 당뇨병 첫 진단 후 당뇨병 교육을 진행했던 환자
  - 주치의가 식전 인슐린 용량을 어떤 기준으로 줄였는지 알 수가 없어 재교육 의뢰
- ◉ 의료진 진단: 1형 당뇨병
- ◉ 질병치료 계획: 생화학검사 및 혈당수치 추적 관찰, 수액 치료, 인슐린 용량 조절, 당뇨병 재교육

※ 인슐린 주사는 당뇨병 환자가 혈당 조절을 위한 약물치료로서 주입하는 것이다.

혈당 조절을 위해 식전 인슐린 교정이 필요한 환자로 영양중재 전략은 '영역2. 영양교육'으로 설정한다. 영양중재 적용을 위해 영양관리 4단계 과정을 한 단계씩 짚어본다.

1단계. 영양판정
식전 인슐린 용량을 조절할 줄 모르는 환자로, 스스로 교정 인슐린 양을 계산할 수 있는 능력이 필요하다고 판정한다.

2단계. 영양진단
영양문제는 식전 인슐린 용량을 조절할 줄 모른다는 것이고, 이는 인슐린 조절과 관련하여 지식이 부족한 것으로 기술한다. 불완전하거나 부정확한 지식을 정확하게 교정해줄 필요가 있다.

3단계. 영양중재
당뇨병에 대한 기본적인 영양지식은 알고 있는 상태. 교정 인슐린 계산에 대한 상세한 지식이나 기술을 갖출 수 있도록 포괄적인 영양교육을 진행하는 전략을 세운다.

4단계. 영양평가
영양교육 후 인슐린을 계산해보는 연습문제를 통해 습득한 지식을 적용할 수 있는지 확인한다. 스스로 식사일기를 기록하여 실제 자신의 교정 인슐린 계산에 관련 지식을 적용해볼 예정이다. 다음 면담 시 영양모니터링 계획 후 영양중재를 종료한다.

다시 1단계. 영양중재 후 2차 영양판정
영양모니터링 과정에서 1차 영양중재에 대한 행동 변화가 부족했음이 관찰된다. 인슐린 용량을 늘리면 살이 더 찌는 것 같아서 식사량을 줄이고 식전 인슐린을 안 맞고 싶다는 환자. 혈당 조절보다는 체중 감소의 목적을 우선시하여 영양목표로 한 행동 변화에 실패한 것이다.

다시 2단계. 영양중재 후 2차 영양진단
그래서 2차 영양문제를 새롭게 진단한다. 영양 관련 권장사항에 대한 순응도 부족에 해당된다. 환자의 동의를 얻은 영양중재 활동이었음에도 변화가 부족했다. 권장된 영양처방(식사량 변화, 인슐린 조정)의 중요성에 대한 이해 부족으로 진단한다.

다시 3단계. 영양중재 다시 수정
환자가 부적절한 식사 및 약물을 초래하는 행동을 하게 되는 결정인자를 파악한다. 왜 식사량을 초저열량식으로 줄이고 식전 인슐린 주입을 꺼려하는지 등을 파악하여 환자의 긍정적인 행동 변화를 돕기 위해 이번 영양중재 전략은 '영역3. 영양상담'을 적용한다. 인슐린을 많이 맞으면 살이 찌는 것에 대한 걱정이 커서 1차 영양중재 활동에 대한 변화가 부족했다.

올바른 식습관과 인슐린 치료를 독려하기 위해 인지 행동 전략을 활용한 영양상담을 수행한다.

✅ 1차 영양중재의 실패 경험에 대한 행동적 결과를 분석한다.
체중 증가에 대한 불안감이 크다. 주변에서 살 빠졌을 때가 예뻤다고 말한다. 고모가 살 빼면 좋을 것 같다고 계속 얘기하는데 잘 안 빠져서 스트레스를 받는다.

✅ 잘못된 인지는 바로 잡아주는 인지의 재구성이 필요하다.
의도하지 않은 체중 감소는 당뇨병 발병 증상 중 하나이다. 살이 빠졌을 당시의 체중은 중등도의 저체중이다. 부적절한 혈당 관리는 부작용 및 합병증 위험이 높아진다. 혈당 관리와 체중 감량 둘 다 할 수 있다. 하지만 지금은 치료적 우선순위를 정해야 하는 시기다. 행동 목표에 도달할 수 있도록 잘못된 자기 인식에 맞서는 것을 돕고 다른 관점을 그려보게 함으로써 비합리적 믿음을 분산시킬 수 있도록 정서적 지지를 제공한다. 부정적인 자기표현을 좀 더 긍정적이고 힘을 주는 말로 전환하도록 지도한다.

✅ 자극을 통제한다.
식사량은 줄였는데 간식은 자주 먹고 있었다. 혈당 때문에 단맛이 강한 간식은 제한했으나 고지방 간식의 섭취가 늘었다. 규칙을 정한다. 간식을 주로 먹게 되는 집에서 치즈, 크림류의 고

지방 간식을 없애거나 식사를 제대로 하고 간식을 줄이는 등의 기준을 세운다. 자가 모니터링 기록을 검토하여 바람직하지 못한 식습관을 알아낼 수 있도록 돕는다.

✔ 쉽게 도달할 수 있는 단기 목표부터 설정한다
다음 외래 진료 때까지 규칙으로 정한 식습관은 유지해오자. 현실적인 단계들을 논의하고 쉽게 도달할 수 있는 목표부터 시작한다. 단기 목표부터 중기, 장기 목표로 이행하도록 단계적인 목표를 설정한다. 자신감을 얻을 수 있는 전략을 독려한다.

✔ 자기 모니터링을 꾸준히 유지하도록 독려한다.
무엇을, 언제, 얼마나 먹었는지 기록해본다. 식사와 관련된 감정과 생각도 적어본다. 치료 결과 향상에 관련이 있음을 설명하며 식사나 체중에 영향을 주는 행동을 자세히 기록하도록 돕는다.

✔ 퇴보를 예방한다.
친구를 만나면 평소보다 많이 먹게 된다. 그렇다고 약속을 매번 안 나갈 수는 없다. 특별한 날의 식사 섭취를 미리 계획하고 섭취 조절에 도움이 될 전략에 대해 논의한다. 고위험 상황에서도 성공할 수 있다는 확신을 갖도록 지지한다.

✔ 사회적 지지가 필요하다.
주보호자인 환자의 아버지와 동반 재교육을 시행하고, 정서적 교감이 가장 큰 고모와도 면담을 진행하였다. 환자 스스로의 관리도 물론 중요하지만 가족의 지지와 참여도 중요함을 인지시켜 준다.

✔ 스트레스 관리에 도움을 준다.
스트레스에 대한 반응은 엄격한 식사 제한 또는 과식으로 나타날 수 있다. 스트레스 관리 접근법 중 하나는 환경을 바꾸는 것인데, 빠르고 건강에 좋은 식사 준비 기술을 습득하거나 바쁠 때 먹는 방법, 사전에 식사를 계획하도록 유도하는 것이다. 다른 하나는 환자의 스트레스 대처 방법을 바꾸는 것이다. 자기 자신에게 긍정적인 독백을 하거나 긴장 완화 운동 등을 독려하는 것이다.

환자와의 상호협동적인 관계를 기반으로 환자의 행동 개선을 도와주는 과정을 여러 차례, 다방면으로 영양상담을 통해 진행하였다. 이후 다음 외래 진료 때 영양모니터링 및 재평가가 이루어졌다. 식사일지 및 혈당 측정일지를 관찰한 결과, 평균 공복 혈당이 30 정도 감소하였고 식사량 변화, 인슐린 조정 등 계획했던 영양처방에 대한 점진적인 개선

을 보였다. 다음 면담 시 혈당 변화에 대한 재모니터링을 예정하며 영
양중재가 마무리되었다. 이처럼 N차의 영양관리 과정을 거치며 임상
적 치료 개선에 도움을 주는 것이다.

영양관리 목적에 따라
업무는 어떻게 나뉘는가

입원 환자 초기평가

의료기관은 정확한 치료를 신속히 제공하고 적절한 치료 계획을 수립하기 위해 입원 환자의 초기평가를 수행한다. 이후 치료에 대한 반응을 파악하고, 지속적인 치료와 퇴원을 계획하기 위해 환자의 상태와 치료를 정기적으로 재평가하여 기록하며, 환자 진료를 담당하는 직원과 공유한다. 의료기관마다 입원 환자 초기평가에 대한 규정이 있으며 환자의 의학적·간호·영양 측면에서 의사, 간호사, 영양사가 각각 초기평가를 수행하고 기록한다. 영양사는 입원 환자의 초기영양평가를 수행하고, 영양불량 위험 환자를 관리한다. 영양불량 위험이 있는 환자를 선별하는 과정이 바로 '영양검색'이다. 표준화된 영양판정 도구가 있지만 해당되는 영양지표들이 모두 반영되기 어려워 각 의료기관의 상황에 따라 입원 환자 초기 영양상태를 평가할 수 있는 다양한 영양검색 도구가 사용되고 있다.

내가 근무하는 병원에서는 영양검색 자동시스템을 구축하여 영양 초기평가를 수행하고 있다. 자동시스템의 영양검색 기준은 영양검색 도구 중 NRS 2002를 토대로 변형한 지표를 따른다. 환자 입원 후 의사가 24시간 이내에 수행한 의학적 초기평가의 의무기록에서 환자의 연령과 질환 정보를 얻는다. 그다음, 환자 입원 후 간호사가 24시간 이내에 수행한 간호 초기평가의 의무기록에서 환자의 키와 체중 정보를 얻어 체질량지수를 자동 계산하고, 최근 3개월 간 체중 감소 유무, 일주일 간 섭취량 감소 유무에 대한 정보를 수집한다. 총 다섯 가지 영양지표에 대한 정보를 취합하고, 그중 2개 이상의 지표에서 자체적으로 설정한 영양검색 기준에 해당하는 값이 나오면 영양불량 고위험 환자로 판단하고, 반대의 경우에는 영양불량 저위험 환자로 판단한다. 영양불량 고위험군으로 분류된 환자는 임상 증상, 생화학적 검사 결과 등의 정보를 더 수집하여 추가적인 영양판정을 통해 영양불량을 진단하고, 영양진단 및 영양중재의 일환으로 전반적인 환자 상태를 고려하여 영양요구량을 산정하고 영양관리의 계획을 수립·시행하며, 입원 후 14일 이내 영양모니터링 및 재평가를 실시하고 있다.

입원 환자 초기평가의 수행 시기는 의료기관인증기준을 따른다. 의사, 간호사의 초기평가는 입원 후 24시간 이내로 규정되어 있지만, 영양사의 초기평가는 의료기관이 결정하도록 되어 있다. 만약 A 병원에서는 영양사의 초기평가도 입원 후 24시간 이내로 자체 규정하였다면 주말, 공휴일 상관없이 수행되어야 하므로 당직 근무가 필수적이다. 반면, B 병원에서는 입원 후 48시간 이내로, 단 근무일 기준으로 규정하였다면 초기평가로 인한 휴일 근무는 없는 것이다. 의료기관마다 영양 초기평가는 이루어지나 해당 업무에 투입되는 인력과 시간, 그로 인한 비용 문제 등 의료기관 실정에 따라 평가를 수행하는 형태는 아주 다양하다.

입원 환자 치료식 영양관리

의료기관은 환자에게 적합한 영양공급을 통한 치료 효과를 높이기 위해 영양판정을 시행하여 필요한 영양을 공급하고, 치료를 위해 식사 조절이 필요한 환자에게 치료식사의 내용과 이유를 충분히 설명하고 필요한 영양상담을 제공한다. 즉, 영양관리에 대한 규정에 따라 영양사가 환자 면담이나 밀라운딩(meal rounding, 식사 순회) 시 치료식사를 제공받는 환자 또는 보호자에게 식사의 종류, 제공 사유, 음식 제한 등에 대한 주의사항을 설명하는 것이다. 이를 통해 치료식사에 대한 이해도를 높이고, 치료식사의 수용도 또는 식이 요구 등을 파악하여 반영하는 환자 개인별, 질환별 영양관리를 하는 것이며 치료식사의 질을 향상시키는 등 치료식사 관리 강화의 목적도 가진다.

이 같은 치료식 영양관리 행위는 보건복지부 고시 제2015-159호

「요양급여의 적용기준 및 방법에 관한 세부사항」과 관련하여 의료보험에서 지급하는 보험급여를 받을 수 있어 치료식 영양관리료를 청구할 수 있다. 치료식 영양관리료 수가 산정 기준에 따르면, 치료식 영양관리 행위뿐만 아니라 몇 가지 요건을 충족하여야 한다. 의료기관별 인력 기준에 맞춰 영양사와 조리사가 있어야 하고, 치료식사를 1일 1식 이상 제공한 경우에 1일당 수가로 산정 가능하다. 1일당 수가의 의미는 영양관리 실시 횟수와 상관없이 1일 1회만 산정 가능하다는 뜻이다. 또한 영양사 1인당 치료식 환자 수가 40명을 초과하지 않아야 한다. 치료식 영양관리 실시 환자 수가 아니라 치료식을 제공한 환자 수가 40명 이내여야 한다.

그리고 입원 환자나 보호자에게 직접 설명하는 것이 원칙이지만 소아 환자 또는 의사소통이 어려운 환자의 보호자와 실질적 보호자 역할을 하는 개별 간병인까지 적용할 수 있다. 반면 여러 환자를 함께 간병하는 공동 간병인의 경우에는 치료식 영양관리료를 적용할 수 없으며, 의료기관 내 있지 않은 보호자에게 유선으로 영양관리를 하는 경우에도 입원 중인 환자에게 직접적인 영향을 미친다고 보기 어려워 산정 대상에 해당되지 않는다.

입원·외래 환자 질환별 영양관리

질환별로 임상영양관리를 위한 지침이 있다. 지침에 근거하여 질환에 따라 임상영양치료의 목표를 세우고, 환자에 맞춘 식사를 계획한다. 당뇨병 환자의 임상영양치료를 살짝 엿보자.

당뇨병 환자의 혈당 개선을 위한 임상영양치료 목표는 1) 적절한 체중 관리와 혈당, 혈압, 지질수치를 개선하고 합병증을 예방하며 2) 개인의 기호도, 의지, 생활습관 변화 등에 따른 개별화된 영양 요구도를 맞추고, 3) 먹는 즐거움을 유지하며 4) 특정한 영양소보다는 건강한 식습관을 위한 실제적인 방법을 제시하는 것이다. 목표 달성을 위한 당뇨병의 식사 지침을 영양소별, 식습관별 등으로 세분화하여 제시할 수 있다.

▎에너지 섭취

혈당 개선을 위해 적정 체중을 유지한다. 과체중 및 비만인 경우 5% 이상의 체중 감량을 위해 섭취량을 조정한다.

▎식사 패턴

식습관, 기호도, 치료 목표 등을 고려하여 개별화한다. 아침에는 밥을 안 먹는 환자의 경우, 식사 대용으로 섭취 가능한 메뉴 또는 한상차림을 제시한다.

▎영양소 비율

탄수화물, 단백질, 지질의 적정 섭취 비율을 계획한다. 영양소 권장량에 따라 식사 구성 및 식사 요령을 제시한다. 예를 들어 '흰밥보다 잡곡밥, 흰 빵보다 통밀빵을 선택한다' '하루 적정량의 과일은 사과

70g(약 1/3개)이다' '당류 섭취를 줄이는 데 어려움이 있다면 인공감미료 사용을 제한적으로 고려할 수 있다' 등의 지침이다.

▌알코올

금주가 원칙이다. 부득이한 경우, 1~2잔 이내로 제한한다.

▌나트륨

당뇨병성 합병증의 발생 및 진행의 지연을 위해 혈압조절이 중요하다. 하루 나트륨 섭취량은 2,300mg 이내이며, 소금양으로 환산하면 약 5~6g 미만으로 섭취를 권고한다.

▌미량영양소 및 보충제

별도로 권장되지 않으나 영양소 결핍이 확인된 경우에는 보충한다.

입원 환자 영양집중지원 관리

〈대한영양사협회의 임상영양관리 지침서 제4판(2022)〉과 한국정맥경장영양학회의 영양집중지원 진료 지침(2021)에 근거하여 영양집중지원에 대한 개괄적인 내용을 전달하고자 한다.

영양집중지원(Nutrition Support)이란 영양상태 회복 및 유지를 목적으로 소화기관이나 정맥을 통해 영양을 제공하는 것이다. 경장영양(Enteral nutrition, EN)은 소화기관으로 영양을 공급하는 방법으로, 경구섭취(oral feeding)와 입을 거치지 않고 위나 소장 등 소화기관으로 튜브를 통해 직접 영양을 공급하는 경관급식(tube feeding)을 포함한다. 영양집중지원과 관련해서는 카테터(catheter)나 급식관(feeding tube), 조루(stoma)[6] 등을 이용하여 위나 소장으로 직접 영양을 공급하는 방법만을 의미하는 경우가 많다.[7] 정맥영양(Parenteral nutrition, PN)은 정맥 내로 영양을 공급하는 방법이다. 환자가 2~3일 이상 입으로 음식을 섭취할 수 없거나 섭취량이 부족하면 영양집중지원을 고려해야 한다.

정맥영양보다는 경장영양 공급이 장점막 구조와 기능 유지에 도움이 된다. 중환자에게 경장영양을 공급하면 이화 반응(catabolism)을 완화시키고, 면역기능을 보존할 수 있다. 또한 정맥영양에 비해 경장영양을 공급받은 환자는 감염성 합병증 발생과 의료비가 적고, 입원 기간을 단축할 수 있었다고 한다. 정맥영양은 영양불량 상태이거나 영양불량 위험이 있고, 소화기관을 통해서는 적절한 영양상태를 유지하거나 회복하기 어려운 환자에게 사용한다.

경장영양을 통해 충분한 영양공급이 불가능하더라도 소화기관이 기능을 하면 최대한 경장영양을 시행한다. 경장영양의 적응증은 삼킴장애, 기도삽관 및 누공 등의 이유로 경구섭취는 불가하나 정맥영양 공급

---

6 'stoma'는 사전적으로 인체 장기, 특히 결장·호흡관에 인위적으로 뚫은 작은 구멍을 뜻한다. 여기서는 경장영양의 공급 경로를 의미하며, 위조루(gastrostomy), 위공장조루(gastrojejunostomy), 공장루(jejunostomy)를 일컫는다.
7 경장영양 = 경관영양 = 장관영양

보다 경장영양의 득이 더 클 경우 주로 중환자와 단기간 또는 장기간 및 가정에서 경장영양을 공급할 수 있다.

반대로 경장영양의 금기증에 해당하는 심한 단장증후군, 심한 흡수장애, 소화기 출혈 및 누공, 마비성 장폐색, 약물요법에 반응하지 않고 조절되는 않는 구토와 설사, 기계적 폐쇄, 경장영양 공급관 삽입이 불가한 소화기 장애일 경우 정맥영양 공급이 필요하다. 경장영양 공급을 할 수 있는 환자라면, 공급관 및 삽입 위치를 선택하고, 공급 경로 및 경장영양액 주입 방법을 결정한다. 공급관 재질, 관의 구멍 및 길이 등을 고려하여 선택하고, 공급관은 위장으로 삽입하는 것을 우선 선택한다. 소장으로 삽입하는 것보다 위장으로 삽입하는 것이 조기 영양지원을 가능케 하며 영양소 공급 이용 효율이 높다. 다만, 흡인 발생 등의 위험이 높은 환자에서는 소장으로 공급관을 삽입하도록 결정된다.

그리고 내시경적 또는 영상학적인 방법, 수술적 방법을 통해 공급관을 삽입하며 공급 경로에 따라 코에서부터 위로, 코에서부터 소장으로, 위 또는 소장으로 경장영양액이 공급된다. 공급 방법은 24시간에 걸쳐 영양액을 주입하는 지속 주입, 4~6시간마다 영양액을 주입하는 간헐적 주입, 단시간 내에 한꺼번에 주입하는 볼루스 공급 등이 있다. 영양액은 환자의 영양 요구량과 영양액의 영양소 성분 등을 검토하여 결정한다. 특별한 대사적 필요나 불내성이 없는 환자에게는 표준 영양액, 수분 제한이 필요한 환자는 농축 영양액, 배변 빈도와 양상 조절이 필요한 환자는 섬유소가 조절된 영양액, 당뇨병 또는 치료 중 고혈당이 발생한 환자는 혈당 조절용 영양액, 그 외 환자의 소화 능력과 흡수력,

열량과 단백질의 요구량과 총량, 전해질 제한 여부와 비용 등 전반적인 상태를 평가한 후 최적의 영양액을 선택하여 공급한다.

영양집중지원 경로 결정이나 수행 과정에서 예상하지 못한 합병증이 발생할 수 있으므로 가장 적합한 치료 계획 수립과 시행을 위해 다직종 간 협력체계를 구축하여 영양집중지원팀을 운영한다. 영양집중지원팀의 구성은 의사, 약사, 영양사, 간호사가 핵심 구성원으로 이루어지며, 영양지원이 의뢰된 환자의 영양상태 평가 및 영양요구량 산정, 영양치료를 위한 경로의 적합성 평가, 경장영양 또는 정맥영양 적응증 여부 판단, 영양집중지원 시작과 관리 등의 역할을 수행한다. 영양집중지원 환자에 대해서는 처방과 공급, 모니터링 과정에서 오류나 합병증이 발생하지 않도록 세밀하게 모니터링해야 한다. 경장영양의 적응증은 영양소 및 수분의 공급 적정성, 영양상태, 소화관 적응도, 합병증 여부를 고찰한다. 모니터링의 지표는 주로 오심, 구토, 배변상태 변화 등 소화기 적응도, 흡인 위험 요인 관찰 및 예방을 위한 위 잔여량 점검, 관 막힘 예방을 위한 관 세척, 수분 공급, 체중 변화 등을 활용한다. 또한 주기적으로 영양상태를 반영하는 생화학 검사 결과를 모니터링하여 영양지원 영양소 조절 여부를 결정한다.

종합건강검진 수검자 영양관리

건강검진은 기본적인 건강 상태를 쉽게 파악하는 데 도움이 된다.

증상이 뚜렷하게 나타나지 않는 특정 질병을 조기에 발견하여 치료하는 것뿐 아니라 건강한 생활습관을 실천하여 삶의 질을 높이고자 하는 데 목적이 있다. 일반국가검진과 다르게 종합건강검진의 기본 검사 항목 중에 식생활 평가 및 영양상담이 있다. 검진 대상자에게 질병예방과 치료를 위하여 영양판정, 영양진단, 영양중재(교육 및 상담), 영양모니터링 및 평가 등 임상영양치료를 수행하는 것이다.

수검자를 대상으로 식이섭취 조사를 시행하고, 분석 프로그램을 활용하여 영양상태를 판정하고 영양문제를 진단한다. 영양문제가 있거나 잠재적 위험요인을 지닌 수검자의 질병예방과 치료를 위해 대면 혹은 비대면(전화, 우편, 메시지 등) 형태로 영양교육 또는 영양상담을 시행한다. 또한 효과적인 영양중재 효과를 위해 전문적 지식과 자료를 바탕으로 개인 및 집단의 교육 자료를 제작하여 정보를 전달한다. 그리고 영양교육 또는 영양상담 행위의 근거 자료를 구체적으로 기록하고, 영양치료에 대한 계획·실천의 순응도를 평가하며, 생화학 검사의 호전 여부 및 식생활 변화 등을 모니터링하여 객관적으로 영양 재평가를 수행한다.

특히 종합검진센터에는 의사, 치과의사, 간호사, 간호조무사, 임상병리사, 방사선사, 운동처방사, 영양사 등 다직종의 수많은 의료진과 함께 일하고 있어 원만한 협력 업무를 시행하는 것은 물론이고 효율적인 의사소통도 중요한 직무요건 중의 하나다.

물론 타 부서, 타 직종과 상호협력 관계를 잘 구축하는 것도 능력자이지만 언제나 그렇듯 영양관리를 위한 전문 지식과 그것을 활용하는 능력이 우선 발휘되어야 한다. 대부분의 종합건강검진 프로그램의 경우 당일 정해진 시간 내에 진행하는 원스톱서비스를 지향하고 있다. 그러므로 한정적으로 주어진 시간 안에 수검자가 사전에 작성한 기초 설문지 내용을 검토하고 키, 체중, 복부둘레 및 혈압 측정, 체성분 검사 등의 신체계측 결과를 바탕으로 신속하게 영양상태를 선별하여, 영양치료의 방향성을 제시하여야 한다.

당일 건강검진이 종료된 후에는 혈당, 중성지방, 콜레스테롤 등 혈액검사를 포함한 모든 건강검진 결과, 그에 따른 전문의의 의학적 진단, 수검자의 식이섭취 조사를 포함한 개인별 특성 및 영양문진 결과 등을 종합하여 영양처방을 계획하고 실행을 독려하여 수검자를 위한 맞춤형 건강관리를 돕는 일련의 과정을 수행한다.

병원급식이란
무엇인가

병원급식은 특정 집단을 대상으로 하지 않고 모든 연령대의 다양한 사회구성원이 질병 상태에서 제공받게 되는 식사다. 병원급식은 일정 자격을 갖춘 임상영양사가 환자의 질병에 따라 의사에 의해 처방된 식사를 질병 회복에 도움이 될 수 있게 구성하여 제공하여야 하며, 단체급식의 기본 원리를 기반으로 임상영양학적 지식을 적극 활용하여 영양치료의 성과를 얻도록 운영된다.

의료기관마다 병원급식 운영 방식이 다른데, 해당 의료기관에서 직접 운영하거나 단체급식 전문업체에 위탁하여 운영한다. 직접 운영하는 병원의 영양팀은 급식 파트와 임상 파트로 나뉘어져 있고, 영양사로서의 급식 업무 및 임상영양사로서의 임상 업무 모두를 수행해야 한다. 급식 운영 계획 수립부터 위생·안전관리, 급식 평가, 급식 종사자 교육까지 병원급식의 모든 것을 병원 영양팀이 직접 한다는 뜻이다.

반면, 위탁 운영은 그것과 관련한 일련의 병원급식을 전문업체가 맡아서 해주는 것이다. 병원과 주로 계약 운영하는 급식·식자재 유통 전문업체는 동원홈푸드, 삼성에버랜드, 신세계푸드, 씨제이프레시웨이, (LG)아워홈, 풀무원푸드머앤컬처, 현대그린푸드 등이 있다(가나다순). 급식 운영을 위탁하는 병원의 영양팀은 직접 급식을 운영하는 병원보다는 급식 업무에 대한 비중이 적으나 병원의 급식관리 지침 및 위탁 운영 계약사항에 따라 위탁사가 급식 업무를 원활히 수행하는지 관리하는 업무를 수행해야 한다. 그러므로 병원급식의 전반적인 이해와 실제에 대해 잘 알고 있어야 하고, 환자급식의 흐름을 아는 이는 임상영양사로서의 역량을 발휘하는 데에도 많은 도움이 된다.

간혹 급식 업무를 전담하는 영양사보다 임상영양사가 우위에 있는 듯 건방지게 구는 사람들이 있다. 영양사 면허 취득보다 임상영양사 자격 취득이 훨씬 더 길고 힘든 여정이었음은 인정하나 건방 떨 자격까지 부여한 적은 없다. 일을 함에 있어 각자 맡은 업무에 대한 이해와 존중은 필수임을 새기며 임상영양사도 하게 될 병원급식에 대해 알아보자.

병원급식관리는
어떻게 이뤄지는가

〈대한영양사협회의 급식관리 지침서(2007)〉에 근거하여 병원에서의 급식관리에 대한 전반적인 내용을 전달하고자 한다.

병원식의 분류

병원식은 의사의 처방에 의해 환자에게 제공되는데, 환자의 질병에 따라 식사 형태나 영양소가 조절된 형태로 식사처방이 이루어진다. 즉, 병원식은 식사 형태, 영양소 조절, 생애주기 및 영양지원 등이 함께 조합되어 식사처방이 이루어지므로 그 종류가 매우 다양하다. 이 밖에 검사나 연구를 위한 식사도 있을 수 있으며, 환자가 외국인일 경우나 종교적인 신념으로 특별한 식사를 다룰 경우에는 이에 대한 고려도 필요하다.

메뉴 작성 지침 및 구매 관리

메뉴 작성 시 원칙은 병원 내부적으로 정한 식사처방 지침서 또는 식사 관련 매뉴얼을 우선으로 하여 메뉴를 작성하도록 한다. 식사처방 지침서는 각 병원의 식사처방에 따른 식사의 원칙을 정리한 것으로 식이에 따른 열량, 식품군별 제공량, 끼니별 제공 식사 내용, 허용 식품 및 제한 식품, 간식 내용 등을 담고 있다. 메뉴 작성은 다음의 열거 순으로 진행된다.

① 식품 종류별 영양 필요량을 결정한다. 식사처방 지침서에 제시된 환자 식사 종류별 1일 영양 기준량을 따른다. 예를 들면, 특별히 식사 조정이 필요하지 않은 환자에게 처방하는 일반식의 하루 영양 제공량은 약 2,000kcal로 결정한다. 이는 2020년 한국인 영양소 섭취 기준, 성인 남녀의 필요 추정량의 평균치 2,000kcal에 기인한 것이다.

② 식품 구성량을 결정한다. 병원에서는 대부분 식품교환표를 이용하여 구성량을 결정한다. 식품교환표는 우리가 일상생활에서 섭취하고 있는 식품을 영양소의 조성이 비슷한 것끼리 모아 곡류군, 어육류군, 채소군, 지방군, 우유군, 과일군의 총 여섯 가지 식품군으로 분류한 것으로 같은

식품군 안에서는 서로 교환해서 섭취할 수 있도록 만든 표다. 각 식품군 안에 있는 식품 하나하나의 양을 1교환단위라고 한다. 예를 들어 밥 3분의 1공기와 식빵 1쪽은 곡류군의 1교환단위로 같은 100kcal의 열량을 내며, 서로 교환해서 먹을 수 있다는 뜻이다. 최대한 영양소를 골고루 섭취할 수 있도록 식품군별 구성량을 정하는 것이다.

③ 식사 횟수 및 영양량을 배분한다. 일반적으로 3회 식사를 기본으로 하되, 질병 상태에 따라 4~6회를 제공하기도 한다. 3회 식사에서는 3회 균등하게 배분하는 것을 원칙으로 하며, 4~6회 식사의 경우 1~3회의 간식을 제공하되 간식은 총 에너지의 10% 이내에서 제공한다. 예를 들어, 가장 기본적인 일반식은 하루 세 끼 제공하지만 영양소 필요추정량이 증가하는 임신·수유부에게 제공하는 산모식의 경우 세 끼 식사 외에 야식(일반적으로 밥 또는 죽, 미역국, 달걀찜 또는 연두부찜, 물김치 등으로 구성)과 간식(1~3회/일)을 추가로 제공하는 것이다.

④ 음식의 가짓수를 계획한다. 메뉴에 사용할 음식 수는 병원에 따라 다르나, 일반적으로 1식 4찬(김치 포함) 또는 1식 5찬이 사용된다. 예를 들어 밥, 국, 고기찬, 채소1찬, 채소2찬, 김치 등으로 구성하는 것이다.

⑤ 기간 메뉴를 계획하고 작성한다. 메뉴 주기를 결정하는 것이다. 병원 운영 상황에 따라 7일, 15일, 30일 등 정해진 주기로 메뉴를 작성한다.

⑥ 메뉴를 검토하고 결재한다. 작성한 메뉴를 확인하고 식재료 입고 여부 또는 재고 등에 따라 메뉴를 조정한다. 예를 들어, 메뉴를 계획했을 당시에는 냉이된장국으로 작성하였으나 결재 시점에서는 계절적 수급 제한으로 식재료 입고가 불가능해졌다면 아욱된장국으로 메뉴를 조정

하는 것이다.

⑦ 기간 메뉴를 최종 결정하고 메뉴표를 작성한다. 메뉴(식단)표는 목적에 따라 다양한 양식이 사용되며 1일, 주간, 월간 메뉴표 등이 있다. 예를 들어 메뉴 작성은 15일로 작성하고, 환자에게 공지할 목적의 메뉴표는 7일 기간으로 작성하는 것이다.

⑧ 표준 레시피를 작성한다. 표준 레시피 작성은 메뉴명, 식품 재료명, 커팅 규격, 1인 식품 재료량 등을 규정하는 것이다. 어느 시점, 어느 조리사가 조리하든 동일한 메뉴에 대해서는 메뉴의 질을 일정하게 유지하기 위함이다.

메뉴 종류

메뉴 작성의 전반적인 흐름을 알아보았다. 이번엔 작성하는 메뉴의 종류를 구분해서 살펴보자. 병원에서 가장 기본식은 바로 일반식이다. 특정 영양소나 질감상의 조정이 필요치 않은 환자에게 적용되며, 영양적 측면과 함께 균형 잡힌 식사에 대한 교육적인 효과를 거둘 수 있도록 작성한다. 일반적으로 환자의 기호에 맞춰 식사를 제공하는 데 초점을 두지만 일부 병원의 경우에는 건강관리에 도움이 되는 염분, 콜레스테롤 및 지방 조절식 등을 기본사항으로 두기도 한다. 메뉴 작성 시에는 일반상식을 기준으로 작성한 후 다른 식사의 메뉴를 작성한다. 일반식은 주로 식사 형태나 생애주기에 따라 종류가 구분된다.

먼저, 일반상식의 한 끼 메뉴를 작성해보자. 밥, 국, 네 가지 반찬으로 메뉴에 사용할 음식 수를 정하고, 영양소 조성을 고려하고 식품 종류별 구성량도 결정하여 쌀밥, 아욱된장국, 돈육고추장볶음, 두부달걀전, 호박나물, 깍두기로 일반상식의 메뉴를 작성하였다. 작성한 일반상식(밥이 주식)의 메뉴를 기본으로 일반연식(죽이 주식)의 메뉴를 작성한다. 연식의 경우는 소화되기 어려운 섬유질이나 결체조직[8]이 적은 식품을 선택하고, 강한 향신료 사용과 튀김 등의 조리법을 제한한다. 그래서 일반상식 메뉴에서 쌀밥 대신 흰죽으로, 돈육고추장볶음 대신 간장불고기로, 두부달걀전 대신 두부달걀찜으로, 깍두기 대신 물김치로 조정하고, 아욱된장국과 호박나물은 동일하게 적용하여 일반연식 메뉴를 작성할 수 있다.

소아식은 연식 반찬과 연식 국을 기본으로 구성하며, 소아 기호도에 맞춘 메뉴로 구성한다. 산모식은 연식 반찬 및 산모 미역국을 기본으로 하고, 3회 식사 외에 야식과 간식을 추가로 제공한다. 이처럼 일반상식의 메뉴를 가장 기본식으로 작성하면 일반연식, 소아식, 산모식 메뉴까지 1타 4피로 일반식 식단표를 작성할 수 있다.

그다음은 치료식이다. 열량, 단백질, 지방, 탄수화물, 섬유소, 무기질 등 영양소 조절에 따라 식사의 종류가 구분된다. 치료식 식단은 일반적으로 일반식을 기준으로 작성하나 병원 여건에 따라 별도로 메뉴

---

8 = 결합조직. 동물체의 조직이나 세포 사이를 결합하여 기관을 형성하는 조직으로 고기의 근막과 힘줄 등 질긴 부위를 뜻한다.

를 작성하기도 한다. 열량조절식에 대한 기본 내용만 살펴보자. 열량조절식은 당뇨병 환자 및 체중 조절이 필요한 환자에게 처방될 수 있다. 당뇨식은 당질과 단백질의 양을 엄격히 조절해야 하므로 밥, 국, 반찬을 구성함에 있어 주의가 필요하다. 체중조절식은 당뇨식의 열량에 맞춰 제공한다. 일반상식에서 산모식이 파생된 것과 같은 맥락인 것이다.

하루의 열량을 세 끼 식사와 간식으로 적절히 배분한다. 밥은 주로 잡곡밥으로 제공한다. 잡곡밥의 경우 섬유소의 함량이 높아 혈당 조절에 도움이 되므로 권장하지만, 환자에게 소화장애가 있거나 기호에 맞지 않으면 쌀밥을 제공해도 된다. 죽은 흰죽을 기본으로 제공하나 때에 따라서는 고기죽, 달걀죽, 해물죽 등의 영양죽을 제공할 수 있다. 국은 일반식의 국을 사용할 수도 있다. 단, 국에 단백질 식품이 들어가면 나머지 반찬 작성 시 어육류군으로 계산을 해주어야 하고 감자, 토란, 국수 등 당질 식품이 들어가지 않도록 레시피를 조정하거나 메뉴를 따로 작성하도록 한다.

어육류군 반찬은 하루 세 끼에 골고루 분배하여 균형 잡힌 식단이 되도록 하며 국에 고기, 생선, 달걀, 두부 등의 어육류군 식품이 들어갔을 경우를 함께 고려해야 한다. 곡류군 반찬은 제한한다. 보통 밥 또는 죽의 양이 일정하게 정해져 있으므로 감자, 고구마, 밤, 떡, 토란, 국수, 당면, 묵 종류 등의 곡류군 메뉴는 피하는 것이 바람직하다. 채소군 반찬은 식품의 교환단위 수가 정해져 있으나 보통은 교환단위 수에 상관없이 적당량을 제공한다.

우유군, 과일군, 간식은 제공하기도 하고 제외되기도 한다. 우유를 제공하는 경우 공급 열량을 줄이기 위해 저지방우유를 선택하고, 과일을 제공하는 경우는 제철 과일을 1교환단위의 양에 맞춰 제공한다. 간식은 가능한 한 간식시간을 따로 두어 시간에 맞춰 지급하기도 하나, 혈당 조절 또는 식욕 조절을 위해 간식이 제한되는 경우는 제외한다.

조리 방법은 덜 달고 덜 짜게 조리한다. 조리 시 설탕이나 화학조미료의 사용을 자제하고, 필요에 따라 대체감미료를 사용한다(예: 화인스위트, 그린스위트, 스테비아 등). 대개 짠 음식(절임류, 젓갈류, 염장류 등)이나 자극적인 음식은 제한하고, 조리 시에도 소금, 간장, 된장 등의 양념 사용을 줄인다. 단맛과 짠맛을 줄이는 대신 식초, 겨자, 계피, 생강, 레몬 등의 향신료나 새콤한 양념류를 사용하여 음식의 맛을 높이도록 한다.

열량조절식의 메뉴 작성이 식단표로 구현되면 다음과 같다.

구분	조식	중식	석식
1일 식단 예시	잡곡밥 160g 어묵국 50g 닭살채소볶음 40g 콩나물무침 70g 도라지볶음 40g 나박김치 35g 저지방우유 200cc	잡곡밥 160g 시금치된장국 35g 돈육폭찹 40g 멸치볶음 15g 오이생채 70g 배추김치 50g 오렌지 100g	잡곡밥 160g 버섯맑은국 25g 가자미양념찜 50g 새우살채소볶음 50g 호박볶음 70g 깍두기 50g

열량조절식 1500kcal 식단표의 예시

메뉴 작성이 완성되었다면 조리 지침서를 작성해야 한다. 메뉴의 조리 지침서는 주방 내에서 조리를 하기 위해 조리사나 조리원이 보는 장표로, 이해하기 쉽고 보기 편해야 한다. 조리 지침서에는 메뉴명, 식품 재료명, 1인분 양, 예상식수(제조식수), 총량 등이 표시되어 있어야 한다.

총량의 경우에는 표준 계량 단위를 사용하도록 하고 조리종사자들이 알아보기 쉽도록 kg, can, box, pack 등의 환산단위를 참고로 표시한다. 예를 들어, 달걀(개), 통조림(캔), 시금치(팩) 등으로 표시한다. 필요 시 새로운 조리법, 주의해야 할 조리법 또는 조리 순서, 담는 그릇의 종류, 담는 방법 등도 표기하고 식재료의 재고 사용 여부도 같이 표기하도록 한다. 이렇게 작성한 지침서는 익일 또는 2일 뒤 미리 주방에 게시하여 식재료의 전처리작업 또는 조리작업을 할 수 있도록 한다.

그다음으로 조리 지침서를 토대로 필요한 식재료를 발주한다. 기존의 재고를 파악하여 발주량에 가감하고 식수 변화에 따라 예상식수를 예측하여 발주량을 조정한다. 발주량은 '1인분 양 × 출고계수{100-(100-폐기율)} × 예상식수'로 산출한다. 식재료 발주 시 어육류는 메뉴 및 조리방법에 따라 크기나 사양을 표기하도록 하며, 농산물의 경우에는 표준 계량 단위를 확인한 후 사용하기 알맞은 것(kg, box 등)으로 발주하고, 공산품의 경우에는 기본 단위를 잘 확인하여 발주하도록 한다.

예를 들어 생선의 경우는 조림용인지 구이용인지 확인하고, 육류의 경우는 메뉴에 따라 채 썬 것, 깍둑 썬 것, 불고기용, 돈가스용 등을 확인하여 발주하는 것이다. 발주 시점에 따라 당일 또는 익일 이후 식재료 입고 시 검수를 진행한다. 납품된 식재료는 식품규격서 또는 검수기준서에 따라 관능, 이물질, 수량, 중량, 유통 온도, 포장 상태, 표기사항 등 품질의 적합 여부를 결정하고 발주한 내용과 일치하는지 점검한다. 문제점이 있을 경우 신속하게 보고한 후 조치를 취하여 반품 또는 재납품을 받는다.

이렇게 준비된 식재료와 조리 지침서에 따라 모든 메뉴의 조리가 완료되었다면 환자에게 제공되기 전 반드시 모든 메뉴의 검식을 시행한다. 이때 조리원을 지정하여 검식상을 차리도록 교육한다. 환자에게 제공되는 상차림과 동일하게 구성하고 검식 시에는 모양, 색깔, 맛, 간, 맛의 조화, 농도, 냄새, 질감 등을 점검한다. 국의 경우 염도계를 사용하여 일정한 간을 유지하도록 한다. 위생상 문제가 있을 경우에는 전량 폐기하고, 조리상 미흡한 점이 발견되었을 경우에는 조리 담당자와 논의하여 맛을 수정하거나 메뉴를 변경한다.

이렇게 검식한 내용은 일지로 작성하여 보관하는데, 식품위생법 제88조제2항에 근거하여 조리·제공한 식품의 매회 1인분 분량을 -18℃ 이하에서 144시간 이상 보관해야 한다. 이를 보존식이라 일컫는데, 만약 식중독 사고 발생이 의심될 경우 이를 역학적으로 조사하여 정확한 식중독 원인이 무엇인지를 규명하기 위해 보관하는 것이다.

생산 및 작업 관리(배선, 배식 관리)

일반식, 치료식, 관급식으로 분류된 각각의 작업 지침에 준하여 상차림이 잘 되었는지 확인한다. 일반식의 상차림 작업 지침을 살펴보면 반찬 담기, 밥 담기, 컨베이어 배식 준비, 컨베이어 배식, 컨베이어 뒷정리로 구분하여 업무 내용을 기술하고 있다.

- **반찬 담기:** 끼니마다 반찬 담는 시간을 준수한다. 배식 현황판의 식사별 반찬 개수를 확인하여 숫자에 맞게 담는다. 담기 작업 시 적정 1인분 양이 담겼는지 확인하고 샘플을 제시하여 이를 기준으로 담기 작업을 한다.

- **밥 담기:** 실급식수 현황표의 밥 종류(쌀밥, 잡곡밥), 밥 양 선택(밥 많이, 밥 정량, 밥 절반)에 맞게 담는다.

- **컨베이어 배식 준비:** 컨베이어 라인(컨베이어 벨트)은 많은 수의 환자 식사를 단시간 내에 빠르게 상차림할 수 있는 시설이다. 컨베이어 작업조는 자신의 작업 위치를 찾아 식사별 메뉴를 확인한다. 영양사는 식찰(네임카드), 선택 용지, 병동별 배식 리스트, 선택식, 간식, 여유 수저와 식기 뚜껑 등을 컨베이어 작업원이 컨베이어 라인에 모두 준비 상태로 위치했는지 점검한다.

- **컨베이어 배식:** 일반식 국은 배식하는 동안 국 보온통(카)에서 적정 온도를 유지하면서 컨베이어 라인으로 공급한다. 식찰을 정확히 보고 해당 식사에 맞는 반찬을 착오 없이 놓도록 한다.

- **컨베이어 뒷정리:** 영양사는 배식 후 남은 반찬을 확인하고 여유 상을 준비한다. 각 작업조는 컨베이어 주위를 잘 정리한다. 잔식에 대해서는 식수와 레시피를 확인하여 차후 메뉴 적용 시 반영한다. 퇴식 후 잔반 양은 메뉴 질에 대한 평가 데이터로 활용한다.

병원식 종류에 따라 상차림이 잘 되려면 우선 어떤 식사가 얼마나 처방되었고 어느 만큼의 식사를 준비해야 하는지 등의 식사처방 접수 작업이 필요하다. 이 또한 작업 지침에 준하여 진행되며 끼니별, 식이별 식수를 확인해서 집계하고, 식수에 맞게 식사를 준비하는 것이다.

- **식사 접수:** 끼니마다 정해진 시각까지 식사 접수를 받고 마감한다. 식사 접수 마감 후 상차림 및 배식에 필요한 출력물(실급식수 현황, 급식환자 수 집계표, 식찰, 병동별 환자 리스트 등)을 인쇄하고 조리·배식 작업조에 배부한다.

- **식사처방 스크리닝:** 정확한 식사처방을 접수하여 환자의 질환과 요구에 적합한 식사가 제공되도록 한다. 일반상식 식사처방인데 비고사항에 칼로리가 기재되어 있을 경우 열량조절이 필요한지 확인하고, 필요하다면 열량조절식 또는 당뇨식으로 처방하도록 안내한다. 비고사항에 명확하지 않은 사항이 기재되었을 경우 담당 간호사 등 의료진과 확인하고, 필요한 경우 환자를 면담하여 정확한 식사를 제공할 수 있도록 한다.

- **간식 조정:** 밀라운딩 등 영양사 면담 후 필요한 개별 조정사항 등을 기재하여 관리한다. 특정 식사에 제공하는 오전, 오후 간식은 제공 가능한 범위 내에서 환자의 기호를 반영하여 조정한다.

- **식찰(네임카드) 마킹:** 정확한 상차림을 위해 특이사항에 밑줄을 그어 눈에 띄게 해준다.

- **병동 배식 관리:** 배식 전 환자의 현 위치를 확인하고, 중환자실과 일반병동 간에 변경사항이 있는지 등을 확인한다. 식사가 누락되었다고 병동에서 연락이 온 경우, 담당 배식원에게 배식 여부를 정확히 확인하고 즉시 식사가 제공될 수 있도록 한다. 식사 반납은 배식 전에 해당 병동에서 미리 연락하는 것을 기본으로 한다.

위생 관리

환자급식의 안전성을 확보하고 조직적인 위생 관리를 하고자 위생 점검 체계를 구축한다. 위생 관리사항의 점검에 필요한 세부사항을 정함을 목적으로 식품의약품안전처에서 고시하는 '집단급식소 급식 안전관리 기준'에 근거하여 위생 점검일지, 위생 진단평가표, 직원 위생교육 계획표 등의 위생 관리 기준을 세우고 주기적으로 위생 점검을 시행하고 점검 결과 부적합 사항들은 즉각 개선 조치를 취한다. 예를 들면 위생 관리 점검표는 크게 '개인위생 관리' '식재료 검수 및 보관 관리' '조리 관리' '배식 및 보존식 관리' '시설 관리' 다섯 가지 항목으로 나누고 총 13개의 세분화된 점검사항으로 나눠져 있다. 점검 기준에 맞게 조리장 청소 상태를 확인하고, 감염 환자의 음식물 쓰레기 처리를 관리하며, 식기 소독을 철저히 한다. 작업 공정에 맞는 복장을 준수하는 것은 물론, 개인위생을 확인한다. 또한 작업 공정에 필수적인 주방시설 및 설비들도 정기적으로 점검하고 관리한다. 각종 위생 관리 및 위생 교육일지를 작성하고, 위생 관련 의무교육을 수료하는 등 위생을 철저히 관리한다.

급식 마케팅 및 환자 관리

- **병동라운딩**: 환자의 식사에 대한 만족도나 불편사항 여부를 확인하기 위

해 직접 환자를 만나는 것이다. 라운딩은 주기적으로 실시하고 그 결과를 일지로 남긴다. 라운딩 중에 환자로부터 나온 의견은 간호사나 의사에게 전달하여 식사 내용에 적용될 수 있도록 하여 고객만족 향상을 위해 힘쓰고 있다.

- **고객 설문조사:** 설문조사는 분기별 또는 반기별로 식사에 대한 만족도 여부를 설문지를 통하여 실시한다. 대개 문항은 식사의 질(맛, 온도, 간 등), 위생, 서비스(배식원 친절도, 복장 등)에 관련된 문항으로 이루어진다. 설문조사 결과는 지속적으로 고객만족지수로 목표 관리하도록 한다. 예를 들어, 만족도지수 70점 이상 유지하기 등이다.
- **이벤트 행사:** 설날, 추석, 어린이날, 크리스마스, 동지, 환자의 생일 등에는 각 행사 성격에 따라 절기식(특식)을 제공하거나 각종 소품을 사용한다. 예를 들어, 동지에 팥죽을 제공하거나 환자의 생일에 미역국을 제공하는 것 등이다.
- **당뇨조식회(뷔페):** 당뇨병 환자들이 뷔페식 식탁에서 자신이 섭취할 음식을 선택하고 자신에게 처방된 열량에 알맞은 양만큼을 계량하여 섭취해봄으로써 처방 열량에 맞는 식사를 직접 체험해보는 교육방법이다.

매출 및 인력 관리

- **매출 관리:** 당월 식수를 확인하고 식대를 산정한다. 운영보고서를 작성하고 각 항목(식재료, 인건비, 경비) 내역서를 작성하여 식대를 청구하고

세금계산서를 발행한다. 거래처와의 입·송금 내역을 확인하고, 익월 예상 식재료 원가를 작성한다.

- **조리 인력 관리:** 조리종사자의 휴무일 확인, 출·퇴근 시간 등 워크스케줄을 작성하고, 근태 및 급여 관리를 한다. 위생, 조리, 서비스 관련 교육 등 직무교육을 실시한다. 조리원이 작성하는 일시류를 확인하고 결재한다. 조리원의 건강진단 결과서, 근무복을 관리한다.

- **기타 업무:** 급식 운영 회의를 진행하고 회의 자료를 작성한다. 게시물(메뉴표, POP, 공지문 등) 작성 및 교환 작업이 수시로 생긴다. 영양사, 조리사 면허증을 게시하고 영양사, 조리사 보수교육을 이수한다. 위탁사와의 계약·재계약 시점에 운영계약서 수정 작업을 진행한다. 업장 사업자등록증을 발급 및 보관한다. 집단급식소 설치 및 변경 내용을 신고한다.

의료기관인증이란
무엇인가

　의료기관평가인증원에 따르면, 의료기관인증제도(이하 인증제)는 의료기관으로 하여금 환자안전과 의료의 질 향상을 위한 자발적이고 지속적인 노력을 유도하여 의료 소비자에게 양질의 의료서비스를 제공하기 위한 제도다. 인증제는 순위를 정하는 상대평가와는 달리, 의료기관의 인증기준 충족 여부를 조사하는 절대평가의 성격을 가진 제도로, 공표된 인증조사 기준의 일정 수준을 달성한 의료기관에 대하여 4년간 유효한 인증마크를 부여하는 제도다.

　인증기준에서는 '환자안전'과 '지속적 질 향상'을 의료기관이 갖추어야 할 기본적인 가치로 설정함으로써 개별 의료기관들이 환자에게 안전하고 질적으로 수준 높은 의료서비스를 제공할 수 있도록 목표를 제시하고, 지속적인 개선활동을 유도하고 있다. 인증기준은 의료법제

58조3(의료기관인증기준 및 방법 등)의 1항에 명시된 사항으로서 환자의 권리와 안전, 의료기관의 의료서비스 질 향상 활동, 의료서비스의 제공 과정 및 성과, 의료기관의 조직/인력 관리 및 운영, 환자 만족도와 같은 주요 내용을 포함하고 있다.

〈급성기병원 인증조사 표준 지침서(4주기)〉에 따르면, 인증조사는 역동적 추적조사(Tracer Methodology) 방법을 사용하여 의료기관의 의료서비스 전 제공 과정을 조사하고 있다. 역동적 추적조사는 조사 위원이 조사 대상으로 환자를 선택하고 의무기록을 확인하면서, 환자의 배경과 입장에서 진료 경로를 따라 환자의 안전과 의료의 질 및 서비스를 평가하는 조사 방법이다. 조사 위원은 병원급 의료기관에서 근무한 경험이 있는 자로 의사, 간호사 및 기타 보건의료 분야의 다양한 직종 전문가로 구성되어 있다.

인증 등급 판정은 의료기관의 조사 결과에 따라, 인증, 조건부인증, 불인증 등급으로 분류된다. '인증'은 의료기관이 모든 의료서비스 제공 과정에서 환자의 안전보장과 적정 수준의 질을 달성하였음을 의미한다. 인증은 4년 동안 유효하며 4년 후 다시 인증을 받아야 한다. 또한 의료기관이 지속적으로 의료 질을 유지할 수 있도록 인증 유효기간 중 자체평가를 실시하여 인증원에 그 결과를 제출해야 하며, 인증 후 24~36개월 사이에는 중간 현장조사를 진행하고 있다.

그런데 의료기관인증과 임상영양사가 무슨 관련인가 싶을 것이다. 인증기준은 기본가치체계(환자안전 보장활동), 환자 진료체계(진료전달체계와 평가, 환자 진료, 의약품 관리, 수술 및 마취진정 관리, 환자권리 존중 및 보호), 조직 관리체계(질 향상 및 환자안전 활동, 감염 관리, 경영 및 조직운영, 인적자원 관리, 시설 및 환경 관리, 의료정보/의무기록 관리), 성과 관리체계(성과 관리)의 4개 영역(Domain)으로 구성된다. 이 영역 안에 임상영양사로서 수행해야 하는 업무가 명시되어 있고, 의료기관 종사자로서의 역할과 의료진을 포함한 타 직종 간 협업에 대한 필수사항 등이 포함되어 있기 때문에 의료기관평가인증을 유지하는 병원급 이상의 종합병원, 상급종합병원 대부분은 이 인증기준을 토대로 환자안전과 의료 질 향상 유지를 하고 있는 것이다.

의료기관인증은 2011년에 시작되어 벌써 4주기를 맞이한 의료기관 인증 제도다. 4주기에는 코로나19 대응 감염 관리 등 인증평가 기준이 강화되었는데 인증 주기가 거듭될수록 기준이 새롭게 도입되거나 강화된다. 안전하고 질 높은 의료서비스를 제공하기 위해 병원의 시스템을 재점검할 수 있는 좋은 기회가 된다. 하지만 평가를 준비하는 직원들 입장에서는 고된 면도 있다. 조사 인터뷰 대상에 해당될지도 몰라 지침서를 달달 외워야 하는 것이 고된 이유 중 하나다. 평소에는 하지 않다가 인증 준비 시기만 되면 더 힘들고 누굴 위한 것인지 알 수 없는, 목적을 잃어버린 평가를 위한 평가로만 남을 수 있다. 그렇기 때문에 인증기준의 진료 및 관리체계를 항상 잘 구축하여 운영해야 하고, 추가 업무가 아닌 일상 업무가 되도록 유지하는 게 중요하다.

예전에는 국내 의료기관평가인증뿐만 아니라 국제 의료기관평가인증도 받았다. 국제 의료기관평가위원회가 주관하는 JCI 인증은 국제 표준의료서비스 심사를 거친 의료기관에 발급되는 것으로, 환자가 병원에 들어서면서 퇴원까지 치료의 전 과정을 11개 분야 1033개 항목에 걸쳐 평가하는 것이다. 재인증 주기는 3년이다. 세브란스병원이 2007년 국내 최초로 인증을 받으면서 한때 붐이었으나 현재 상급종합병원 중 JCI 인증을 유지하고 있는 곳은 고려대안암병원, 서울성모병원, 세브란스병원, 아주대병원 정도다. JCI 인증이 내용면에서 국내 의료 환경에 맞춘 의료기관평가인증원의 인증체계와 비슷하나, 유사한 내용이더라도 별도 조사가 이뤄져서 의료진 부담이 가중되다 보니 요즘은 시들해진 듯하다. 여전히 국내·국제 의료기관평가인증을 유지하고 있는 병원에서 일하는 분들께 존경을 표한다.

인증기준과 영양사로서
필수 업무

영양팀에서 수행하는 업무와 직접적으로 부합되는 인증기준은 네 가지 정도로, '입원 환자 초기평가/재평가' '영양관리' '영양집중지원서 비스' '급식서비스 관리'다.

1) 입원 환자 초기평가/재평가

입원 환자의 요구를 확인하고 초기평가 및 재평가를 수행하는 것이 다. 입원 환자 초기평가에 대한 규정이 있고, 영양 초기평가를 수행하 고 기록하는 것 등이 해당된다. 입원 환자의 초기영양평가, 영양판정 및 영양검색의 업무가 이 기준에 맞춰 진행되며, 의료기간이 정한 수행 시기 내 수행 및 기록 작성이 되고 있는지 의무기록을 확인하고 관련 내용에 대한 조사가 이루어진다.

또한 환자평가 기록을 환자 진료를 담당하는 직원과 공유하는지도 조사 항목이다. 타 직종의 의학적, 간호, 영양 초기평가 기록 및 의학적 재평가 기록을 확인하는 방법을 질문하면 의무기록을 찾아 제시하는 방식으로 답변한다.

조사항목

1. 입원 환자 초기평가에 대한 규정이 있다
2. 의학적 초기평가를 24시간 이내 수행하고 기록한다.
3. 간호 초기평가를 24시간 이내 수행하고 기록한다.
4. 영양 초기평가를 수행하고 기록한다.
5. 특수 환자 초기평가를 24시간 이내 수행하고 기록한다.
6. 입원 환자의 의학적 재평가에 대한 규정이 있다.
7. 입원 환자의 의학적 재평가를 수행하고 기록한다.
8. 환자 평가 기록을 환자 진료를 담당하는 직원과 공유한다.

기준의 이해

입원 환자 초기평가에 대한 규정에는 다음의 내용을 포함한다.
- 초기평가 종류, 수행자 및 수행 시기
  - 의학적 초기평가: 의사, 입원 후 24시간 이내 수행
  - 간호 초기평가: 간호사, 입원 후 24시간 이내 수행
  - 영양 초기평가: 영양사, 수행 시기는 의료기관이 결정

- 초기평가 내용
  - 의학적 초기평가: 입원 시 진료과, 주호소, 병력, 신체검진, 추정 진단 등
  - 간호 초기평가: 일반 정보, 입원 정보, 환자 과거력 및 가족력, 최근 투약, 입원 및 수술 경험, 알레르기 여부, 신체사정, 문화적·종교적 특수성 등
  - 영양 초기평가: 영양상태(키, 몸무게, 체중 감소, 연하곤란 등으로 유추) 또는 자동검색 시스템

입원 환자 초기평가/재평가의 조사항목 및 기준의 이해 일부 발췌
(출처: 4주기 급성기병원 인증조사 표준 지침서)

2) 영양관리

환자에게 영양을 적절하게 공급하고 관리하는 것이다. 영양관리에 대한 규정에 근거하여 환자의 치료 목적에 맞게 식사를 제공하고, 환자에게 치료식에 대해 설명하고, 영양상담을 제공하는 것이다.

조사항목
1. 영양관리에 대한 규정이 있다.
2. 환자의 치료 목적에 맞게 식사를 제공한다.
3. 환자에게 치료식에 대해 설명한다.
4. 환자에게 영양상담을 제공한다.
5. 영양불량 위험 환자를 관리한다.

기준의 이해

영양관리에 대한 규정에는 다음의 내용을 포함한다.
- 식사처방 지침: 의료기관에서 제공되는 식사의 특징, 영양기준량, 식품 구성 등을 담고 있어 입원 환자의 식사처방 시 사용되며, 이는 임상 부서 또는 영양관리위원회의 인준을 거쳐야 한다.

- 치료식 식단 작성 지침: 식사처방 지침에 근거하여 작성하며, 식사처방 지침에 제시된 영양기준 및 식품 구성에 따른 식단을 작성하기 위한 방법, 허용식품, 제한식품 등의 내용을 포함한다.

- 임상영양관리 지침: 환자의 영양평가, 영양관리 계획수립, 영양중재, 모니터링 등 임상영양관리에 대한 내용을 담고 있어 임상 부서 또는 영양관리위원회의 인준을 거쳐야 한다.

- 필요시 영양상담 제공
  - 영양상담 기록 내용: 객관적 자료평가, 식습관 조사, 영양상담과 관련된 치료 계획, 영양상담 내용 등

- 영양불량 위험 환자 관리 절차
  - 영양불량 위험 환자를 위한 영양상태 평가, 영양요구량 산정, 영양관리 계획 수립 및 시행, 모니터링 등

영양관리의 조사항목 및 기준의 이해 일부 발췌
(출처: 4주기 급성기병원 인증조사 표준 지침서)

3) 영양집중지원서비스

영양집중지원서비스를 제공하는 것으로, 영양집중지원관리에 대한
규정이 있고 영양집중지원팀을 운영한다. 영양집중지원이 필요한 환자
에게 적합한 치료 계획을 수립하고, 그에 따라 영양집중지원 서비스를
제공하고 환자를 관리하는 것이다. '영양집중지원서비스' 기준과 더불
어 앞서 봤던 '입원 환자 초기평가/재평가' 기준, '영양관리' 기준에 해
당하는 제반 업무들이 임상영양의 주된 업무라고 볼 수 있다.

조사항목
1. 영양집중지원관리에 대한 규정이 있다. 2. 영양집중지원팀을 운영한다. 3. 영양집중지원이 필요한 환자에게 적합한 치료 계획을 수립한다. 4. 치료 계획에 따라 영양집중지원서비스를 제공한다. 5. 영양집중지원 환자를 관리한다.

기준의 이해
영양집중지원관리에 대한 규정에는 다음의 내용을 포함한다. • 영양집중지원서비스 대상: 정맥영양지원, 경장영양지원 • 영양집중지원팀 구성 및 운영 　- 구성: 2개 이상 직종(예: 영양사, 의사, 간호사, 약사 등)으로 의료기관이 정함 • 영양집중지원서비스 절차 　- 환자의 영양지원 의뢰, 영양평가, 영양관리 치료 계획 수립, 영양집중지원서비스 제공, 정맥영양/ 　　경장영양 관리 모니터링 등 　- 영양불량 위험 환자를 위한 영양상태 평가, 영양요구량 산정, 영양관리 계획 수립 및 시행, 모니터 　　링 등

영양집중지원서비스의 조사항목 및 기준의 이해 일부 발췌
(출처: 4주기 급성기병원 인증조사 표준 지침서)

4) 급식서비스 관리

급식서비스 관리는 급식서비스를 관리하는 것이다. 이 역시 관리 규정이 있고, 세균 증식 예방 및 음식과 식품의 안전한 제공을 통한 수인성 및 식품매개 감염병 발생 위험의 감소를 위해 식재료, 조리기구 및 장비, 조리장 환경, 직원의 개인위생을 관리하는 것이다. 급식서비스관리 기준에 해당하는 업무들은 법령상 의무적으로 수행해야 하는 것들과 대부분 결부되어 있어 필히 관리가 잘 되어야 한다. 관련 제반 업무가 병원급식의 주된 업무에 해당된다.

조사항목

1. 입원 환자 급식서비스 관리에 대한 규정이 있다.
2. 식재료를 관리한다.
3. 조리기구 및 장비를 관리한다.
4. 조리장 환경을 관리한다.
5. 직원의 개인위생을 관리한다.

기준의 이해

입원 환자 급식서비스 관리에 대한 규정에는 다음의 내용을 포함한다.
- 식재료 관리
  - 식재료 검수: 검수일지 작성(수량, 규격, 품질, 위생 상태, 유통기한 등)
  - 식재료 보관
    · 보관 장소 구분(실온, 냉장, 냉동 등), 종류별(육류, 어류, 채소류 등) 분리 보관
    · 보관 일자 및 내용 표시, 선입선출 관리
    · 보관 장소의 환경 관리: 온도 및 습도 관리 등
  - 경관유동식 관리: 완제품의 경우 제조사의 지침 참고 등(경관유동식 보관, 개봉 식재 보관 등)
- 조리기구 및 장비 관리
  - 식기 및 조리기구 관리
    · 식재료 종류별 조리기구 분리 사용(예시: 칼, 도마 등 분리 사용, 한 도마를 사용해야 할 경우 식재료 작업 순서 준수)
    · 세척, 소독(감염병 환자 식기 포함), 보관 등
  - 배식차 관리: 청소, 온도 관리, 정기적 점검 등
  - 식기세척기 관리: 청소, (단계별) 온도 관리, 정기적 점검 등

급식서비스 관리의 조사항목 및 기준의 이해 일부 발췌
(출처: 4주기 급성기병원 인증조사 표준 지침서)

인증기준과 병원 직원으로서
협력 업무

질 향상 및 환자안전 활동

질 향상 및 환자안전 활동은 의료기관 차원의 질 향상 활동, 환자안전 활동에 대한 운영·관리 체계를 수립하여 제반 활동을 수행하고, 진료 지침을 개발하여 환자 진료를 수행하는 것이다. '환자안전' '질 향상' '진료 지침' 세 단어를 키워드로 하나씩 살펴보자.

첫 번째는 '환자안전'이다. 보건복지부는 2015년 제정한 환자안전법에 근거하여 환자안전관리체계 구축과 환자안전 및 의료 질 향상을 위해 5년마다 환자안전종합계획을 수립하고 있다. 그에 따라 의료기관은 환자안전관리의 필요성과 안전 조직 문화 형성의 중요성을 인지하고 의료기관 내 보고시스템 운영 및 전담인력 배치 등 인프라 구축이 되어 있다. 다양한 안전사고 사례를 공유하고, 예방을 위한 분석 및 개선활동을 통해 환자안전문화를 확산하고 정착시키는 데 힘쓰고 있다. 인증기준 측면에서 보면 잘못된 부위 시술 및 수술, 투약 오류, 자살, 낙상, 수혈 부작용 등의 환자안전 관련 사건을 예방하기 위해 적절한 보고체계를 수립하고, 원인 분석 및 개선활동을 효율적으로 수행할 수 있도록 관리하는 것이다.

또한 환자안전문화 형성을 위해 적신호사건(환자의 질환 또는 기저질환의 자연적 경과와 무관한 예기치 않은 사망 또는 주요 기능의 영구적 소실 사건) 발생 시 환자에게 관련 정보를 제공하고, 주의경보 발령 시 내용에 대해 직원과 공유 및 다양한 환자안전문화 증진 활동을 수행한다. 영양팀에서는 보건당국의 환자안전사고 사례를 팀 내부적으로 공유 및 교육하고, 조리종사자의 안전보장 활동을 할 수 있다. 예를 들어, 환자식 제공 시 배식오류로 인한 환자안전사고 건수 감소를 위한 체계를 구축하고 시행하는 것이다.

다음은 의료 '질 향상'이다. "의료의 질이란 위험을 피하고, 해를 최소화하여 치료적 이득을 최상으로 성취하는 것이다."[9] 의료의 질 향상 활동은 환자가 안전하게 최적의 의료서비스를 제공받을 수 있도록 하는 것이며, 일반적으로 QI(Quality Improvement) · CQI(Continuos Quality

---

9 출처: 미국의료기관신임합동위원단(Joint Commission on Accreditation of Healthcare Organizations, JCAHO): 미국의학협회, 병원협회, 외과학회, 의사회, 치과학회 등의 여러 단체로 구성되어 적정 진료를 위한 최소한의 수준을 설정하여 병원인가 지침서를 만드는 등 적정 진료 보장의 시발점이 된 단체.

Improvement) 등으로 지칭한다. CQI는 고객 중심의 의료서비스 제공을 위해 조직원들이 조직구조·문화·환경 변화 등 업무 과정을 과학적인 방법을 활용하여 지속적으로 개선해가는 과정이라고 정의할 수 있다.

질 향상 활동 방법은 주로 'PDCA 사이클'을 활용한다. PDCA 사이클은 계획(Plan) → 실행(Do) → 평가(Check) → 조정(Act) 단계의 반복적 순환과정을 통해 의료 질의 수준을 향상시키는 방법으로 의료서비스 제공 과정에 발생했거나 발생 가능한 문제를 발견·분석하여 실행 가능한 개선활동을 계획하고(Plan), 실행하며(Do), 성과를 확인하고(Check), 그 결과를 다음 계획에 반영하는(Act) 반복된 과정을 통해 개선하거나 새롭게 변화된 의료서비스를 적용하여 지속적인 질 향상을 유도할 수 있다.

영양팀에서는 다학제 간 활동 또는 부서 자체 활동의 형태로 질 향상 활동을 진행한다. 〈2022 한국의료질향상학회 가을학술대회 연제집〉에 실린 영양팀에서 진행한 QI 활동 주제를 살펴보면, 효과적인 영양집중지원서비스 의뢰 활동, 조리 배선원의 소방안전 지식도 향상, 비대면 영양상담 프로그램 개설을 통한 외래 영양상담 미시행률 감소 활동, 항암 환자 식사 개발 및 만족도 향상, 잔반 처리 비용 감소를 위한 질 향상 활동, 당뇨병 교육 활성화, 초기 영양평가 향상을 위한 활동 등이 있다.

마지막은 '진료 지침'이다. 표준 진료 지침(Critical Pathway, CP)이란 환자진료 목표를 설정하고 이를 효율적으로 달성하기 위하여 진료 활동의 순서와 시점을 제시한 표준화된 환자 관리 계획을 말하는 것으로 시간과 업무의 교차표(Time-task matrix) 형식으로 이루어져 있으며, 근거 기반 임상진료 지침(Clinical Practice Guideline)을 바탕으로 기관의 특성을 반영하여 자체 개발한다. CP 활성화를 통해 임상진료의 표준화와 업무 간소화 및 효율적 의사소통 증진, 환자 이해도와 교육 효과 증가를 통한 환자 만족도 향상을 기대해볼 수 있으며, 의료서비스 수준을 측정하는 도구로 활용될 수 있다. CP에서 영양팀은 보통 환자 교육을 담당한다. 예를 들어, 외과적 수술 환자의 CP에는 수술 전·후 환자의 영양판정 및 영양중재를 위한 교육이 2회 설정되어 있는 것이다. 그래서 모든 대상자는 정해진 프로토콜에 준하여 표준화된 교육이 진행되고, 관련 데이터가 축적되면 교육 효과에 대한 평가 등 다양한 데이터 활용도 가능하게 된다.

감염 관리

일반적으로 환자가 입원한 지 48시간 후에 발생한 감염을 '의료관련 감염(healthcare associated infection)'이라고 한다. 또한 퇴원 후 48시간 이내에 발생하는 감염과 수술 후 30일 이내에 발생하는 수술 부위 감염도 의료 관련 감염에 포함한다. 입원뿐만 아니라 외래 진료를 포함하여 의료와 관련되어 발생하는 감염을 의미하며 환자, 병원 직원, 병원 출입자에게 발생하는 모든 감염을 말한다. 의료 관련 감염의 종류로는 인체 외부에 있는 세균에 의한 외인성 감염(exogenous infection)과 인체 내부에 있는 정상균무리(normal flora)의 변화나 과잉성장에 의한 내인성 감염(endogenous infection), 의학적 진단 및 치료 절차에 의한 의원성 감염(iatrogenic infection)이 있다. 의료 관련 감염은 요로 감염, 폐렴, 수술부위 감염, 혈류 감염 등이 주로 발생한다.[10]

이러한 의료 관련 감염 발생의 위험을 감소시키기 위해 의료기관의 규모와 제공하는 서비스의 난이도에 적합한 감염 예방 및 관리체계를 운영하고, 부서별로 적절한 감염 관리를 수행하는 것이다. 환자 및 보호자, 내원객 및 모든 직원을 의료 관련 감염으로부터 보호하기 위해 감염 관리 관련 교육을 시행한다. 감염병의 역학적 특성, 전파경로 등 예방에 관한 사항, 전파경로별 주의 지침 등을 교육한다. 구체적으로 보면 손 위생, 올바른 보호구 착용 방법, 기침예절, 주사침 자상사고 예방 방법 등이다.

이 중 손 위생은 병원균의 전파를 감소시키는 가장 비용 효과적인 방법이며, 교차감염의 발생 감소 효과가 있다. 손 위생 적용 시점은 환자와 접촉하기 전, 청결·무균술을 시행하기 전, 환자의 체액 노출 위험 행위 후, 환자와 접촉한 후, 환자의 주변 환경과 접촉한 후다. 손 위생 방법은 알코올 손 소독제 또는 물과 비누를 이용하는 것이다.

또한 의료기관의 환경은 주요 의료 관련 감염 병원체들의 저장소가 될 수 있으며, 환경에 남아 있는 미생물들은 의료 관련 감염의 중요한 원인이 된다. 따라서 청결한 환경 유지는 감염 관리에서 중요하고 기본

---

10 김경미 외, 《알기 쉬운 감염관리》, 정담미디어(2016)

적인 요소이며 의료 관련 감염을 감소시키는 데 필수적이므로, 환자 치료 영역의 청소 및 소독을 적절하게 수행하고 환경을 관리해야 한다. 영양팀에서는 급식서비스 과정에서 병원감염원이 전파되지 않도록 주의와 철저한 관리가 필요하다. 위생적으로 안전한 식사 제공 및 식중독 사고 예방을 위해 환자급식 재료, 조리기구 및 장비, 조리장 환경, 직원 개인위생, 작업공정에서의 위험요인 관리를 통해 급식서비스와 관련한 감염의 위험을 최소화한다.

예를 들어, 주방 내외 음용수 관리를 위해 정수기 필터 교환 및 청소 등을 확인한다. 감염에 취약한 건강상태의 입원 환자에게 식중독 위험 식재료의 사용을 금지하고 식재료별 교차오염 방지를 위해 손 위생 및 작업 지침을 준수하여 멸균 처리한 식사를 제공한다. 적온급식을 위한 보온·보냉 배식차를 이용하며, 잔반 및 식기를 소독하여 감염성질환 전파 가능성을 차단한다.

의료정보 및 의무기록 관리

의료기관은 의료진 간의 정확하고 효율적인 의사소통을 위해 의료정보 및 의무기록을 관리한다. 진단과 치료 과정의 기록 및 진료의 연속성을 증진시키기 위해 퇴원 환자의 의무기록을 충실하게 완결하고, 의무기록은 전자의무기록시스템(Electronic Medical Record, EMR)으로 관리한다. EMR은 전자의무기록이 효율적이고 통일적으로 관리, 활용될 수 있도록 기록의 작성, 관리 및 보존에 필요한 전산정보시스템을 말한다. 환자안전과 진료 연속성 지원을 목적으로 전자의무기록시스템도 국가적 표준 및 적합성 검증을 통해 의료 소비자에게 양질의 의료서비스가 제공될 수 있도록 보건복지부 위탁기관인 한국보건의료정보원 인증제도의 인증을 취득한다.

또한 진료 과정에서 얻어진 다양한 개인정보를 안전하게 보호하기 위해 체계를 수립하고 안정적으로 운영한다. 개인정보보호가 강화되는 만큼 의료기관에서는 환자의 민감 정보에 대해서 철저히 관리하고 있다. 개인정보보호를 위한 조직을 구성하고 운영 계획을 수립한다. 진료 목적에 필요한 최소한의 개인정보를 수집·이용함을 원칙으로 한다. 개인정보에 대한 부서별 취급자 및 개인정보보호 담당자를 지정하고 운영한다. 부서 단위의 개인정보보호 관련 업무를 수행한다. 또한 개인정보 처리 업무를 외부업체에 위탁하여 처리하는 경우, 법적 준수사항과 수탁자에 대한 교육 및 관리·감독의 의무를 수행한다. 영양팀에서는 PC 내 개인정보 관리 실태, 자체 점검 결과 등 관련 자료 산출 제공, 개인정보보호 교육 참석 및 전달 등 부서 내 개인정보보호 활동을 수행한다.

보건의료정책과
임상영양사로서 업무 수행

심평원 요양급여 적정성 평가

건강보험심사평가원(이하 심평원)은 국민들이 질 좋은 의료서비스를 누리고 의료 공급자는 견실하게 성장할 수 있도록 진료비 심사와 요양급여 적정성 평가 업무를 수행하는 국민의료평가기관이다. 심평원은 매년 요양급여 적정성 평가 계획을 공개한다. 적정성 평가는 2001년 항생제 처방률 평가 등을 시작으로 급성기질환 및 만성질환, 암질환, 정신건강, 장기요양 등 평가 영역이 고르게 확대되고, 평가 결과도 지속적으로 향상되고 있다. 국민이 안전하게 의료서비스를 이용하고, 병원 선택에 도움이 되도록 환자안전과 국민건강성과를 향상시킬 수 있는 방향에 중점을 두고 기준 항목에 대한 적정성 평가를 실시한다.

암 적정성평가를 예로 들면 대장암, 위암, 폐암, 유방암, 간암을 대상으로 진행된다. 암 종별 공통 평가지표 중 암 환자 교육상담 실시율과 관련한 수행 업무가 영양팀에 적용된다. 해당 환자에게 대상 암 및 표준 진료 지침에 따라 암 환자 교육·상담을 통해 환자 스스로 자가관리가 가능하도록 돕는 역할을 하는 것이다.

보건복지부 시범 사업

시범 사업은 특정한 사업을 본격적으로 추진하기에 앞서 그 결과를 예측하고, 효과성을 사전에 검증하기 위하여 모범이나 연구의 대상이 되는 사업이다. 보건복지부가 진행하는 시범 사업은 국민 건강을 최우선으로 삼아 의료서비스를 안전하고 편리하게 이용할 수 있도록 마련하는 사업이다. 영양팀 업무와 관련된 사업 중 하나인 재택의료 시범 사업을 살펴보자. 의료인의 방문은 불필요하지만 지속적인 재택의료 서비스가 필요한 특정 질환의 대상 환자를 주기적으로 확인하면서 관리하기 위해 마련되었다.

재택의료팀은 시범기관에 상근하는 의사, 간호사, 영양사를 각 1인 이상씩 포함하여 3인 이상으로 구성한다. 재택의료팀의 영양사는 국민 영양관리법 제23조에 따른 임상영양사를 말하며, 재택의료팀이 수립한 교육 계획에 따라 환자 또는 보호자가 스스로 질환·건강관리를 할 수 있도록 반복하여 교육·상담을 제공한다. 보건복지부에서 시범 사업

추진을 총괄하고, 심평원에서 시범 사업 운영 및 지원 등을 수행하며, 국민건강보험공단에서 요양급여비용을 지급한다. 총 7개의 재택의료 시범 사업이 수행 중이고 1형당뇨병 및 암 환자(장루)의 재택의료 시범 사업에는 임상영양사가 필수 인력으로 구성되어 있어 해당 환자의 영양관리를 시행한다.

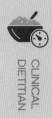

(제4장)

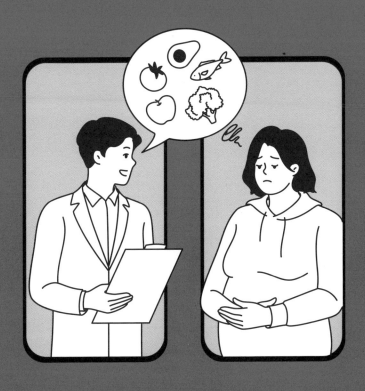

지침대로 vs 경험 반영,
상담에도 기술이 필요하다

교육의 질에 신경을 쓰자

영양교육을 의뢰받은 삐약이 영양사가 있었다. 환자의 진단명은 당뇨병, 만성콩팥병, 만성폐쇄성폐질환, 고혈압, 이상지질혈증, 요로결석으로 무려 6개였다. 환자에게 질환마다 영양관리 방법을 다 알려주고, 6개의 질환별 교육 자료도 챙겨주며 영양교육을 잘 마쳤다. 그런데 다음 번 진료에서 의사에게 식사 관리를 모르겠다고 말한 환자, 어떻게 된 일일까.

영양교육은 환자가 식습관을 관리하는 데 도움이 되는 지식과 기술을 가르치는 과정이다. 모든 내용을 다 알려주고 말겠다는 생각은 어리석다. 교육 자료를 많이 준다고 해서 좋은 교육이 되는 것은 아니다. 자료의 양이 아닌 교육의 질이 중요하다. 환자가 실제로 실천할 수 있는 목표와 우선순위를 결정하여 선별된 핵심내용을 전달하는 것이 효과적이다.

주객전도 주의, 교육의 목적을 잊지 말자

당뇨병과 만성콩팥병의 질환을 가진 환자의 식사교육이 의뢰되었다. 환자의 영양문제 규명을 위해 식습관 조사 실시 후 영양교육을 진행한 삐약이 영양사. 그런데 교육 종료 후 환자와 보호자가 교육에 대한 불만 민원을 제기했다. 민원 내용인즉 "상담자가 자기소개도 없이 식습관 조사를 심문하듯이 했다" "기억이 안 나는데도 계속 꼬치꼬치 캐묻고 강압적인 태도를 보였다" "그 자리에서 기분이 상하다는 표현을 했으나 무시했다" 등의 내용이었다.

영양중재를 위해 시행되는 면담 과정에서 나타나기 쉬운 오류다. 식습관 조사가 자세하고 꼼꼼하면 영양판정 및 영양중재 시 면밀한 분석이나 계획이 가능할 수 있다. 하지만 식습관 조사의 목적은 환자가 개선해야 할 영양문제를 파악하기 위해 필요한 자료로 쓰기 위함임을 잊지 말아야 한다. 영양교육에 대한 의무기록지의 빈칸을 채우기 위해 물어보는 것이 아니다.

환자분 저한테 왜 그러세요, 흑흑

혈당 조절이 안 되는 환자의 당뇨병 재교육이 의뢰되었다. "다 알고 있는 건데 왜 또 들어야 돼요? 왜 이런 것까지 물어봐요?" 예상치 못한 환자의 불만과 공격적인 어조에 당황한 삐약이 영양사는 속으로 외친다. '환자분 저한테 왜 그러세요, 흑흑.'

저항에 대해 유연하게 대처하는 게 중요하다. "그건 저도 몰라요! 교수님한테 얘기하세요"라고 응대한다면 화를 더 돋우는 대처가 될 수 있다. 막무가내 환자의 모든 요구사항을 다 들어주라는 뜻이 아니다. 공감을 표현하고, 개입의 정당성을 설명해주자. 예를 들어, "진료 끝나고 일정이 있는데 교육까지 듣고 가라고 하셔서 당황스러우셨죠? 오늘 검사 결과에서 공복 혈당과 중성지방 수치가 기준치보다 높게 나왔거든요……"라고 표현해볼 수 있겠다.

환자가 왜 그렇게 말하는지 파악해보는 것이 좋다. 의료진에 대한 신뢰문제인지, 식사나 생활방식의 변화를 원하지 않아서인지, 질환 및 자기관리에 대한 불안감이 높아서인지 등의 환자 상태를 알면 동기유발을 유도하여 변화에 대한 의지를 갖도록 도와줄 수 있다. 환자의 마음을 사로잡는 환자교육 및 상담을 위해서는 환자가 무엇을 필요로 하고 원하는가에 대해 상담자가 파악해야 하며, 환자에게 어떻게 다가가야 환자의 마음을 열어 환자의 이성적인 동의는 물론 감성적인 동의를 이끌어낼 수 있는지를 알아야 한다. 그래야만 환자와의 관계를 만들고 쌓아갈 수 있기 때문이다.

영양상담의 기술을
익혀나가자

상담의 기술적 요소를 이해하고, 자신의 것으로 만들어야 한다. 상담 스킬을 키워나가야 삐약이에서 꼬꼬댁 영양사로 한 단계 더 도약할 수 있다. 임상영양사는 상담자로, 환자는 내담자로 지칭될 수 있다.

나 전달법

예를 들어 "너 왜 그랬어?" "너 누가 그렇게 하래?" "이러지 말라고 했잖아" 등의 표현은 어떻게 느껴지는가? 상담자로서 이러한 표현을 쓴다면 상대의 행동을 판단하고 비난하는 말투를 쓰는 것이라 적절해 보이지 않고, 듣는 사람의 입장에서는 속상하기도 하지만 영양문제를 개선하고자 하는 의지도 함양되지 않는다. 반면, "나는 네가 걱정돼" "네가 그렇게 말하면 난 기분이 나빠져"라는 말은 상대의 행동을 비난하기보다 현재 느끼는 내 감정을 전하는 표현이다. 이처럼 '나'를 주어로 삼아서 이야기하는 화법은 상대의 말문을 열고 마음을 읽을 수 있게 한다.

'나 전달법'은 "당신의 이러한 행동 때문에 내가 이렇게 느낍니다"라고 말하는 방식이다. 상대방의 실수를 직접적으로 부각하거나 책임을 지우지 않는다. 상대의 잘못을 언급하기에 앞서 사실을 말하고 그에 따른 내 생각과 감정을 전달함으로써 상대의 기분을 상하지 않게 하면서 나의 영양치료적 필요성을 표현하고 상대의 행동을 개선하는 것이다.

자신의 생각이나 감정을 표현할 때 그러한 생각이나 느낌을 가지게 된 책임을 상대방에게 돌리지 않고 자신에게 있음을 표현해보자. "왜 이렇게 간식을 많이 드셨어요?"가 아니라 "지난 시간에 계획했던 식사요법과 다르게 진행되어 혈당 조절이 안 될까 봐 걱정이 되네요"라고 표현해보는 것이다.

경청

좋은 상담자-환자 관계를 만들기 위해 상담자에게 필요한 기본적 자세다. 자신의 가치관이나 의견을 밀어붙이는 일이 없어 우선 환자 본인의 자기표현, 즉 환자가 말하는 내용뿐만 아니라 표정, 거동까지도 포함한 자기표현에 귀를 기울이는 것을 말한다. 상담자의 경청을 통해서 환자는 자유로운 자기표현이 가능해지고 정서적인 해방이 촉진되어 치료적으로 효과적인 치료 관계가 만들어지게 된다. 상담을 시작하면서 가장 어려운 부분이 '듣기'를 위한 '침묵'이다. 환자들은 위로받고 싶은 마음이 가장 우선되기 때문이다.

경청한다는 것은 이야기 중간에 끼어들지 않고 성급한 평가나 판단, 충고를 하지 않는 것, 즉 환자의 말을 주의 깊게 열심히 듣는 것이다. 무조건적으로 다 주목하는 것이 아니라 비중 있는 말과 행동에 주목하면서 얼마 동안은 있는 그대로의 환자를 느껴본다. 이 과정을 통해 환자와 유대 관계(rapport.라포)를 형성하여 환자의 문제를 파악하고 자기존중과 용기를 회복시켜줄 수 있다.

수용(관심 집중)

상대방이 이야기한 것을 이해하고 받아들였다는 것을 표현하면서 상대방의 사고 흐름을 방해하지 않는 상담자의 행동이자 신뢰 관계를 형성하기 위한 가장 기본적인 상담기술이다. 환자의 입장에서 '이해받고 있고 받아들여지고 있다'의 차원인 것이다. 관심 집중이 잘되면 환자는 자신은 중요한 사람이고, 상담자에게 자신의 문제 및 바라는 것들에 대해 존중받는다는 느낌을 갖게 된다. 내담자(환자)가 말을 계속 이어갈 수 있도록 내담자의 감정, 행동, 의견에 상관없이 내담자의 표현을 평가하거나 판단하지 않고 그대로 받아들이고 인정해주는 것이다.

수용은 또한 내담자에게 호감을 가지거나, 온정으로 대하거나, 칭
찬해주는 것도 포함한다. 상담자는 긍정적이든 부정적이든지 내담자를
평가하거나 판단하지 않고, 내담자의 어떤 조건이라도 무조건 수용한
다. 즉, 상담자는 내담자를 무조건 긍정적으로 존중한다. 상대방의 말
이나 행동, 태도 등 상대방의 언어적, 비언어적 메시지에서 긍정적인
면을 찾아내어 그 점을 부각시키는 긍정화 기법이 이때 함께 이루어지
기도 한다.

수용이 상담 관계에서 특별히 의미를 갖는 이유는 이론적으로 볼 때
부정적이고 자기패배적인 순환과정을 제거해주기 때문이다. 상담자가
내담자의 방어적 행동에 상관없이 인간으로서의 내재적 가치를 일관되
게 수용하면 내담자는 더 이상 자기방어의 필요성을 느끼지 않고 이전
에는 두려워서 접근하지 못했던 자신의 내면세계와 자기개념을 되돌아
보고 탐색할 수 있게 되며, 이러한 과정을 거치면서 변화해간다.

반영

상대방의 이야기를 듣고 이해한 것을 다시 말하는 것이다. 즉, 환자의 말과 행동에서 표현된 기본적인 감정, 생각 및 태도를 임상영양사가 다른 참신한 말로 부연해주는 것이다. 대신 환자의 이야기를 반영한다는 것은 환자의 이야기에 관한 자신의 의견이나 분석을 말하는 것이 아니라, 혹은 환자의 이야기를 그대로 똑같이 다시 말하는 것이 아니라 환자의 이야기를 자신이 어떻게 이해했는지에 대하여 말하는 것이다. 환자의 말뿐만 아니라 자세, 몸짓, 목소리의 어조, 눈빛도 반영해주는 것이 필요하다. 즉, 비언어적인 행동 단서를 읽는 것이 중요하다.

명료화

내담자가 생각과 감정이 잘 정리되지 않은 상태일 때 내담자 자신의 문제나 진술한 말에 함축되어 있는 의미를 잘 이해할 수 있도록 도와주는 것을 목적으로 하는 기법이다. 다시 말해, 환자 자신이 미처 자각하지 못하는 의미나 관계를 임상영양사가 명확하게 해주는 것이다. 내담자는 자신의 감정이나 문제를 말하고 싶어도 적절하게 표현하지 못하고 장황하게 이야기하거나, 여러 가지 말로 표현하거나, 또 꺼낸 말을 다시 삼키고 침묵하는 경우도 있다. 이러할 때 내담자가 분명하게 표현하지 못하는 애매하고 함축적인 의미나 내용을 상담자가 파악하고 내담자가 자신의 실제 감정을 인식할 수 있도록 도와주는 것이 '명료화'다. 이처럼 애매하게 느끼던 내용이나 자료를 임상영양사가 말로 표현해줌으로써, 환자는 자신이 이해받고 있으며 상담이 잘 진행되고 있다고 느끼게 된다.

〈예시〉
환자: 전 식사기록을 안 했으면 좋겠어요. 바보같고 의미가 없어 보여요.
임상영양사: 다이어트에 도움을 주는 이런 방법들이 싫다는 건가요? (X)
임상영양사: 식사기록을 하는 것이 무슨 목적에서 하는지 모르겠다는 그런 말인가요? (O)

요약

광범위한 내담자 진술 내용에 대해 초점을 맞춘 정보로 함축하는 것으로, 장황하게 확대된 대화들에 걸쳐 있는 내담자의 여러 가지 생각과 감정을 하나로 묶어 정리하는 것이다. 상담에서 '요약'은 마치 작성된 하나의 문서를 정리하는 것과 비슷하다. 한 주제가 끝날 때, 매 상담이 끝날 때, 내용의 정리가 필요할 때 요약한다. 내담자의 말을 요약하기 위해서는 말의 내용, 말할 때의 감정, 그가 한 말의 목적, 시기, 효과에 대하여 주의를 기울여야 한다.

또한 요약은 '내용 요약'과 '감정 요약'으로 나뉜다. 예를 들어 "□□

님, 많이 힘드시죠? 그 많은 유혹을 이기는 것이 얼마나 어려운지 잘 알고 있어요(감정 요약). 체중을 감량하고 싶어서 간식 섭취를 모두 중단했었는데 일주일 만에 다시 간식을 드셨네요. 그리고 다시 중단하려니 처음보다 더욱 힘들게 느껴지시는군요(내용 요약)." 정도가 되겠다.

그러나 상담자만 항상 요약해주는 것은 아니다. 경우에 따라서는 내담자에게 주요 쟁점들을 요약해보도록 요청함으로써 내담자가 상담 과정에 더 적극적으로 참여하게 만든다. 요약은 내담자로 하여금 더 큰 그림을 보게 하여 본질적인 문제를 찾게 하고, 다음 상담 단계로 발전해나갈 수 있도록 해준다.

귀속(동기부여)

확신이나 동기가 없는 환자를 격려하기 위하여 환자에게 주어진 행동을 하기에 성공적인 자질을 가지고 있다고 말하는 것이다.

〈예시〉
환자: 전 그동안 다이어트를 여러 번 시도했는데요. 지금은 살을 빼려고 노력할 의욕조차 없어요.
임상영양사: 지금은 의욕이 없지만 지난번에 살을 뺐을 때의 그 장점들을 지금도 가지고 있잖아요?

질문

질문의 목표는 최대의 정보 수집이다. 많은 질문이 아니라 어떤 질문을 어떻게 하느냐가 중요하다. 질문의 형태는 가능한 개방적으로, 단일 형태로, '왜' 대신 '무엇을'과 '어떻게'를 사용한다. 그리고 질문 후에는 휴지기를 둔다. 내담자와의 관계 형성과 정보를 수집하기 위해서는 열린 질문이 중추적인 역할을 하는데, 열린 질문은 내담자가 자신의 문제 영역을 탐색할 수 있도록 무비판적인 분위기를 조성하고 대화의 폭을 넓혀주는 역할을 한다.

초보 임상영양사인 경우 첫 상담 환자를 만났을 때 어떻게 대화의 흐름을 시작해야 할지 어렵게 느껴질 때가 있다. 대화의 시작은 어느 환자나 가지고 있는 현재의 고민이나 불편함이 무엇인지 먼저 물어보고 시작할 수도 있다. 자신의 문제를 바로 꺼내기가 힘든 환자인 경우는 "교육실로 오시는 데 불편한 점은 없으셨나요?" "영양 상담을 받게 된다고 했을 때 마음이 어떠셨나요?"와 같은 열린 질문을 통해 환자의 상황과 정보를 미리 확인하고 점검할 수도 있다. 이런 열린 질문의 핵심 기술을 상담 과정에서 임상영양사의 지혜와 유능성에 따라 다양하게 활용할 수 있다.

특히 자발적인 동기 없이 부모의 요청에 의해, 진료과에서 치료적 목적으로 권유받고 온 청소년 환자의 경우 문제에 대한 구체적인 대화보다는 그들의 일상생활 전반에 초점을 두고 질문을 하는 것이 유용할 수 있다.

<예시>
(청소년) 환자: 제가 오고 싶어서 온 거 아니거든요?
임상영양사: 그래, 여기에 온 것은 ○○이가 원해서가 아니라 의사 선생님이 가
라고 해서구나. 그 얘기는 천천히 시작해보자. 먼저 ○○이에 대해
좀 더 알고 싶은데. 오늘은 학교 끝나고 온 거니?

직면

내담자의 행동, 사고, 감정에 있는 불일치나 모순을 깨닫도록 하는
것이다. 즉, 환자가 혼동된 메시지를 가지고 있거나 왜곡된 견해를 가
지고 있을 때 임상영양사가 그것을 드러내어 인지하도록 하는 기술이
다. 직면은 피드백의 일종으로서, 정도가 좀 더 강한 피드백이라고 할
수 있다. 이는 환자의 말이나 행동이 일치하지 않거나 모순점이 있을
때 그것을 지적해주는 기법이다. 환자에게 심리적인 큰 상처를 주거나
반발을 초래할 수 있으므로 깊은 신뢰 관계가 형성되고 상대의 동의가
전제되어야 가능하다.

<예시>

환자: 살을 빼고 싶지만 해낼 수 있을지 확신이 안 가요.

임상영양사: 살을 빼고 싶지만 극복하기 너무 어렵다고 말하고 싶은 거죠? (반영)

환자: 선생님은 이해 못해요. 저 같은 처지가 되어보지 않았잖아요. (왜곡된 견해)

임상영양사: 제가 △△ 님의 처지가 되어보지 않았다고 해서 해결책을 위해 같이 노력할 수 없다는 뜻은 아니에요. 제가 보기에 △△ 님은 이 문제를 헤쳐나갈 낳은 자질들을 이미 충분히 갖추고 있어요. (……) 지금 이런 이야기를 할 만큼 마음이 열려 있잖아요? 우리 같이 해결책을 찾아봐요.

해석

해석은 내담자에 대해 새롭게 알게 된 사실에 대한 진술이다. 이 해석에는 내담자와 상담자 모두가 기여하지만, 대개는 상담자의 분석에 의해 주도된다. 해석은 새로운 자료가 출현함에 따라 상담자와 환자 모두에 의해 추가되거나 수정된다. 해석 과정은 내담자 본인의 과거와 현재의 내면세계를 덜 왜곡되고 보다 완전하게 이해하도록 도움으로써 감정, 태도, 행동의 변화를 가져온다. 다시 말해, 환자가 이야기하는 메시지에 근거하여 임상영양사가 추론을 통해 자신의 이해나 새로운 개념을 더하여 '~ 아마도' '~생각한다' 등을 써서 말하는 것이다.

조언

　상담 초기에는 새롭게 시작되는 상담 자체에 대한 불안을 감소시키고, 환자의 정보 욕구를 충족시키기 위해서 이용한다. 상담 중기에는 정보 제공을 위해서 이용하고, 상담 종결 전에는 실제 식생활에 시도하도록 하기 위해 이용한다. 다만 정보 제공 시 몇 가지 유의점이 있다. 시간 내에 제공해야 하므로 정보의 양을 제한한다. 정보는 단순하면서 명확하며 자세하고 구체적이어야 한다. 실제적인 정보를 제공한 후 부가적인 정보 습득에 대해 환자가 준비가 되어있는지 확인하고, 자료를 정리한다. 이때 맨 먼저 내용이 가장 오래 기억되므로 두괄식으로 주된 정보를 정리한다. 중요한 정보는 되풀이해서 말한다. 또한 여러 시청각 자료를 이용하기도 하는데, 그 자료에 대한 개인적인 타당성을 높이기 위해 구체적인 예시나 일화를 이용한다.

지시

　환자에게 식행동 교정을 위해 무엇을 해야 하는지, 어떻게 해야 하는지, 어디까지 허용하는지를 이야기하는 것이다. 지시사항을 이야기한 후 환자에게 반복해서 이야기하도록 한다. "다음 주에는 자신의 생각을 적어서 가지고 와보세요"처럼 말이다. 실제 상담에서는 진단, 조언, 지시, 설득, 계획 수립, 계획 실천과 같은 지시적 방법이 도입되는 경우가 많다. 특히 긴급성이 강한 위기 개입 장면, 깊은 자기통찰이 필요 없는 안내, 자기결정 습관이 모자라는 사람, 의존 대상을 구하는 사람에게는 유효하다. 지시적 상담 접근의 경우에도 환자의 자원과 자기해결력을 끌어내고 길러주어야 한다는 것을 항상 마음에 새겨 두어야 한다.

꼰대 vs MZ, 니 편 내 편 아니고
우리 편으로 함께 일하자

직장 내 직원 간의 세대차이로 조직 내에 많은 갈등이 발생하고, 소통에 대한 어려움을 호소하는 회사들이 많이 늘고 있다고 한다. 소통은 일방적일 수 없기 때문에 기성세대들의 인식과 행동의 변화도 필요하고, MZ세대들도 기성세대들의 성과를 이해하고 수용하는 자세가 필요하다. 소통하기 위한 관심과 노력을 서로 기울여야 한다. 일만 잘하면 되지, 뭘 소통까지 잘해야 되냐고 생각할 수도 있다. 하지만 업무란 혼자서만 잘한다고 되는 것이 아니다. 조직에서는 주어진 역할이 다르고 그 역할에 따르는 책임의 정도도 상이하다. 맡은 바 각자의 업무를 잘 수행했을 때 그 모든 것이 합해져야만 하나의 성과가 만들어지는 것이다. 그러므로 실력과 경험이 풍부한 기성세대들과 자신의 의사를 자유롭게 표현하고 수평적인 의사소통에 익숙한 MZ세대들은 서로 정중하게 요청하고 표현하는 소통방식의 취해야 한다.

조직 문화가 바뀌고 있다

병원 전체적으로 조직 문화가 개선되고 있다. 조직 문화는 집단 안에서 벌어지는 다양한 상황에서 개인과 집단이 협력하는 방식을 특징짓는 가치, 규범, 신념, 행동 양식의 구성을 의미한다. 이 조직 문화는 시스템적으로 제도들이 마련되어 있어야 한다고 본다.

실제 경험했던 개선된 조직 문화 몇 가지를 예로 보자. 야근이 필요한 경우 정규 퇴근 시간 즈음에 갑자기 시작할 수 없게끔 규정이 마련되었다. 부서 내부적으로 프로젝트가 있거나 혹은 회사 대내외적으로 감사가 진행된다거나 평소 일과 외 추가적인 업무가 발생될 수밖에 없는 예정된 야근이 필요할 때에만, 늦어도 야근하고자 하는 당일 오전까지 야근 희망 신청서를 제출해야만 야근을 할 수 있는 시스템이었다. 신청서를 인사팀에 제출하고, 규정에 적합한 야근 사유로 인정되어야만 실제 야근을 할 수 있으며 야근 수당도 지급되었다. 또한 야근도 주 52시간을 초과할 수 없다는 법에 근거하여 정규 근로시간 40시간을 제외한 주 12시간만 야근할 수 있었다. 이러한 규정들로 야근 신청을 하거나 혹은 못하도록 시스템적으로 만들어 놓았다. 정말 어쩔 수 없이 퇴근시간 즈음에 야근해야 하는 불가피한 상황이 생긴다면 예외적으로 가능한 시스템이 발동되지만, 일정 기간 얼마만큼의 예외 건수들이 있었는지를 정기적으로 검토하여 허용 수준 이상인 부서에는 경고를 주고 야근 가능 시스템을 사용하지 못하도록 했다.

그러나 유익한 의도로 만든 시스템이더라도 부작용이 있었으니, 야근에 대해 공식적인 신청 없이 야근을 시키는 경우가 발생했던 것이다. 이러한 경우가 점점 많아지다 보니 또 다른 새로운 조직 문화가 만들어졌다. 야근 신청자가 아니면 정규 근무 시간이 종료되는 순간 일을 할 수 없도록 업무 PC를 꺼버리는 시스템이었다. 처음에는 환자교육 후 회신서를 작성하다 퇴근 시간이 지나 PC가 꺼진 적도 있었고, 일하다 보면 10~20분은 여유 있게 마무리할 수도 있는 건데 일괄하여 다 꺼버리면 어떻게 하느냐는 여러 불만들이 제기되었다.

이 역시 계속 개선되어갔다. 마무리 시간으로 최대 30분 여유 시간을 부여하고, 퇴근 시간 10분 전부터 "곧 꺼집니다. 마무리 하세요"라는 경고 창을 계속 띄워 근무자들에게 알림을 해주는 것이었다. 시스템적으로 환경이 마련되고 그에 따라 직원들도 그 시스템에 맞춰 익숙해지다 보니 '불필요한 야근 줄이기' '근무 시간 내에 효율적으로 일하기'라는 조직 문화 형성에 직접적으로 기여하게 되었다. 그렇게 되니 갑작스러운 야근 지시 등의 불편한 상황들이 생기는 경우가 현저히 적어지고, 이로 인한 세대 갈등도 함께 줄어들었다.

개선된 조직 문화의 또 다른 예는 '휴가 사용'에 대한 것이다. 휴가를 쓸 때 휴가 사용에 대한 결재를 진행하는데, 결재 내용 중 휴가 사유를 기재하게 되어 있었다. '병원 진료' '아이 학교 상담' '본가 방문' 등 휴가를 사용하여 무엇을 하는지에 대한 내용을 결재사항에 써야 했던 것이다. 그런데 가끔은 그냥 아무 이유 없이 집에서 쉬고 싶을 때도 있지 않겠는가. 하지만 그 누구도 휴가 사유에 '그냥'이라고 쓰는 사람은 없었다. 암묵적으로, 그냥 쉬고 싶을 때는 휴가를 쓰면 안 될 것 같은 느낌이 있었나 보다. 그래서 그럴 때는 은행이나 우체국 업무를 보기 위함 등으로 대체해서 썼었는데, 지금 생각해보면 정말 어이없는 일이다. 법적으로 부여된 휴가를 내가 쓰겠다는데, 뭘 하든 말든 무슨 상관이란 말인가. 휴가 사유에 따라 못 쓰게 하는 것도 아니었는데, 의외로 휴가 사유 쓰는 것이 스트레스일 때도 있었다.

이에 개선되었던 것은 휴가 사유에 구체적인 내용을 쓰지 않게 된 것이었다. '개인 사정'이라는 말로 다 대체되었다. 휴가 사유로 뭘 지어 쓸지에 대한 고민에서 해방된 것이다. 그 후 어느 순간, 휴가 사유 기재란이 사라졌다. 물론, 보통 휴가 결재 시 구두 보고 후 문서 결재로 이어지기에 일부 팀장님들은 휴가를 왜 내냐고 물어보기도 한다. 그러면서 "요즘에는 이런 거 물어보면 안 된다던데, 허허" 하시는데, 이런 경우는 대부분 진짜 궁금해서다. 단순 호기심 또는 오지랖. 그 외는 그냥 할 말이 없어 순간의 침묵 때문에 물어보거나, 궁금한데 분위기상 물어보면 안 되니까 참았다가 다른 선생님들한테 물어보는 경우도 있다. 그럴 때는 그냥 편하게 생각하라. 말하고 싶으면 말하고, 말하기 싫으면 "그냥요" 하면 된다.

그래요, 내가 꼰대입니다

'꼰대'라는 단어만 쓰지 않았을 뿐 직장 내에서 꼰대는 직장 생활이 라는 것이 생기면서부터 존재했을 것 같다. "나 때는 말이야" "내가 그 연차 때는 말이야" "우리 때는 그딴 거 없었어" 등등. 말할 때마다 이러 한 패턴의 문장이 항상 들어가는 사람이 있다면 꼰대일지도 모른다. 문 장 자체만이 가지고 있는 의미보다 그 선을 넘어 '내가 무조건 맞고 너 희들은 틀렸으며 약해 빠졌다'라는 식인 것이 문제다.

자신만의 경험을 기반으로 한 지식에는 누구나 어느 정도 확신을 가 지게 된다. 하지만 한정적인 경험만을 기준으로 하여 옳고 그름을 재단 하려고 할 때 문제가 생긴다. 소위 연차가 많이 차고 높은 지위로 올라 서면 낮은 지위의 사람들에 대한 공감과 배려는 점차 사라지고 이기적 인 사람이 되는 경우가 있다. 경험을 토대로 충고한다는 명목으로 원하 지도 않는 참견도 서슴지 않고, 변화의 흐름을 이해하지 못하거나 아예 그 기회를 스스로 차단해버리기도 한다.

예전에는, 꼰대라 불리는 이들이 태초부터 그렇게 태어난 줄 알았 다. 꼰대는 처음부터 팀장, 부장, 실장이었고, 그 타이틀을 달고 있는 사람들은 다 꼰대로 설정되어 있는 줄 알았다. 하지만 그들도 분명 신 입이었던 시절이 있었고, 그들에게도 꼰대 상사들이 있었을 것이다. 그 렇다면 왜 그 시절의 MZ로 일했던 사람들 역시 결국 꼰대가 되는 것 인가. 경직된 조직 문화에 섞이면서 타의로 꼰대가 됐을 수도 있고, 무 시당하고 싶지 않다는 생각에 스스로 꼰대로 각성했을 수도 있다. 자기

무능을 인정할 수 없으니 상대가 예의가 없다는 식으로 깎아내리는 식으로 말이다. 아니면 반대로 '내가 누군데, 나 ○○○이야' 같은 우월감에서 비롯되었을 수도 있다.

꼰대가 되는 원인이나 유형은 다양하겠지만, 나 스스로 '내가 지금 꼰망주(꼰대 유망주)였던 것인가?' '이미 꼰대 짓을 하고 있었던 건가?'라고 생각했던 적이 있다. 특별한 사건이 있었다기보다, 새로 오는 선생님들에게 업무 인수인계를 전담하는 업무를 맡았던 적이 있다. 수많은 신규 입사자들을 가르치고, 그에 대한 반응이나 실제 업무를 어떻게 수행하는지 보며 공식적으로든 비공식적으로든 업무에 대한 평가를 했었다. 'A 선생님은 왜 일을 저렇게 하지? 내가 말해준 대로 하지 않고 다르게 하네?' 'B 선생님은 눈치가 너무 없는 거 아닌가? 팀장님이 이렇게 하면 안 좋다는 식으로 몇 번이나 말했는데, 또 이렇게 해왔네.' 'C 선생님은 아까 이 일을 하라고 시켰는데, 왜 안 하고 있지? 일부러 저러는 건가?' '아이고, 철이 너무 없네. 저러면 안 될 텐데.'

정확히 말하면 나 혼자만의 생각, 판단, 평가였다. 그 일을 왜 그렇게 하는지 물어보면 된다. 팀장님이 말한 걸 기억하고 있는지 물어보면 된다. 뉘앙스를 캐치하지 못했다면 알려주면 된다. 시킨 일은 마감 기한 안에만 해오면 된다. 왜 안 하고 있는지 신경 쓰이면, 지금 바로 해줬으면 좋겠다고 말하면 된다. 그 외 '철이 없네, 센스가 없네, 저러면 안 되는데' 등등은 철저히 개인적인 생각일 뿐 실제로 저래도 되는지도 모를 일이다.

그런데 왜 그랬을까. 스스로 직접적이거나 간접적으로 경험했던 과거의 방식에 머물러 있었던 것이다. 그 방식과 다르면 불쾌감을 느끼거나 요즘 선생님들은 이해가 안 된다는 식으로 그들의 마인드와 행동에 관용적이지 못했던 것이다. 어제 옳았던 것이 내일은 틀릴 수 있고, 작년에 틀렸던 것이 내년에는 맞을 수도 있는 것처럼 변화에 적응하지 못하면 나이에 관계없이 그냥 꼰대로 가는 하이패스를 타게 되는 것이다. 꼰대의 전형적 멘트 중 하나, "나 때는⋯⋯" 이 말을 속으로 했든 내뱉어봤든, 아무튼 나는 꼰대였었다. 혹은 여전히 꼰대이거나.

흔히 꼰대라고 칭해지는 사람들처럼 나 역시 자기중심적인 가치관이 센 사람이었던가 생각해보면, 그보다는 내가 틀렸을 수도 있다는 걸 인정하는 게 무서웠던 것 같다. 모든 사람은 개개인의 지식이나 경험이 완벽하지 않음을 인지하고 있어야 하는데, 내가 저들보다 선배인데 모르는 게 있으면 안 된다는 생각이 있었던 것 같다. 나이나 연차가 나보다 어린 선생님이 내가 모르는 것에 대해 알고 있거나, 내가 모른다는 걸 알아차렸거나, 그로 인해 내가 배워야 하는 상황이 생기는 자체가 부끄럽다고 느꼈다. 오히려 상대방은 아무 생각도 없는데 혼자서 과대망상적 사고로 지나치게 부풀려 생각한 것이다.

그러다 스무 명 가까이 되는 선생님들에게 인수인계 과정을 거치면서 어느 순간 알게 되었다. 세상에는 다양한 사람이 있다는 것을, 다 나같지는 않다는 것을, 그래야 될 이유도 없고 그럴 수도 없음을, 이런 상황에서는 이렇게만 하면 된다는 것을, A라고 말했다면 A만 생각하면 된다는 것을, 있지도 않은 숨은 뜻을 찾아내려 애쓰지 않아도 된다는 것을. 이런 마음가짐을 갖고 나의 꼰대적인 부분을 고쳐나갔고, 일할 때 업무 태도나 직장 동료들과의 관계도 이전과는 다른 사람이 되었다. 혹은 되고 있거나, 될 것이다. 확신이 없는 이유는, 꼰대는 내가 스스로를 어떻게 보는가가 아닌, 남이 나를 어떻게 보는가로 결정되기 때문이다. 나 혼자 '난 꼰대가 아니야'라고 해서 아닌 것이 아니기 때문에, 꼰대가 되지 않도록 주의할 뿐이다.

그래요, 니가 MZ입니다

생각보다 꼰대가 되는 것은 자연스럽게 진행된다. 세대 차이는 각 세대가 태어나 자라고 접한 환경이 다르기에 일어나는데, 한 세대의 특징을 다른 세대가 싫어할 수 있기 때문이다. 이러한 세대 차이를 극복하는 방법은 각 세대끼리 존중하고 이해하는 것이다. 즉, 상호 이해가 필요하다. 그럼에도 도저히 이해되지 않았던 현장 속 MZ들이 있었다.

부서마다 업무분장이나 직무기술을 명시한 문서들이 있다. 업무분장이란 각각 맡을 일을 부서의 특성에 따라 세부내용으로 나누어 정리하는 것을 말한다. 각 부서는 수행할 업무의 세부내용을 정하고 실질적으로 수행해야 할 업무에 근거하여 업무분장표를 작성하게 된다. 근무했던 병원에서도 업무분장표가 있었는데, 파트별로 누가 어떤 업무를 주된 업무로 수행하는지 표기한 것이다.

예를 들어 임상 파트와 급식 파트로 나누고, 임상 파트에서도 병동이나 질환이나 외래/입원 구분 등으로 1파트 2파트를 나누고, 세부 파트에서 개개인의 업무를 나눈다. 본인 이름에 검진, 소아외래, 검색 업무가 분장되었다면 오전에는 종합건강검진 센터에서 수검자 대상 임상영양 업무, 오후에는 소아과 외래 교육실에서 소아 대상 임상영양 업무, 몇 개 병동의 입원 환자 초기평가 수행 업무를 하게 된다. 영양팀의 임상영양 업무 중 주된 것은 영양교육에 대한 의뢰를 수행하는 것으로, 어떤 진료과에서 어떤 교육 명목으로 의뢰되었는지에 따라 오늘 내가 봐야 할 환자 수나 가야할 곳이 정해진다.

물론 업무분장에 따라서 정해진다. 그렇기에 업무분장표에서 간단하게 질병 구분 정도로만 표기되는 경우가 많았다. 그래서 주된 업무 외에 부서 운영상 혹은 병원 운영상 필요한 업무들도 있었는데, 그것들은 업무라 말하기에는 조금 애매하고 그렇다고 업무가 아니라고 말하기에는 시간과 품이 드는 업무들이었다. 업무분장표에 여태껏 기재해오지 않았지만 언제나 해왔던 그런 업무들, 즉 근무복 세탁 관리나 우편물 또는 택배물 관리 같은 것들이다. 이 같은 업무들은 으레 막내라고 일컫는, 연차가 제일 낮은 선생님들이 맡아서 해왔다. 근무복 세탁 관리는 병원에서 입는 가운을 세탁하기 위해 부서별로 정해진 요일과 시간에 세탁할 가운들을 모아 근무복 관리실에 맡기고, 세탁이 종료되는 시점에는 또 일괄 수거해오는 일이었다. 우편물이나 택배물 관리는 정해진 요일에 라운딩처럼 다녀오기도 했고, 병원의 택배 수령 장소에서 영양팀 물건이 비치되어 있으니 바로 수령해가라는 연락이 오면 어느 때고 가서 찾아오기도 하는 일이었다. 찾아온 우편물이나 택배물은 해당 파트 사무실이나 담당 선생님께 전달하는 것까지가 업무였다.

꼰대 발언을 하나 하자면, 나 때는 세탁물이나 우편물 관리 업무가 주간 업무 중에서 나름 숨 돌릴 틈이라고 생각해서 별로 불만이 없었다. 왜냐하면 당시 입사 동기와 함께 합법적으로(?) 만나 일하면서 담소를 나누며 왔다 갔다 할 수 있는 즐거운 시간이었기 때문이다. 나중에는 업무가 바뀌면서 혼자 그 일을 했었지만, 그래도 여전히 한숨 돌리는 시간이었다. 잠시라도 낮 시간의 바깥 풍경을 창 너머로, 건물 사이 외부 연결 다리를 지나면서라도 볼 수 있어서 좋았다. 그러다 연차가 쌓이자 어느덧 그 업무는 새로 입사한 막내 선생님에게로 넘어갔다.

업무 인계 때 업무분장표, 직무기술서, 전임자의 업무 인수인계서를 주면서 여기에는 나와 있지 않지만 근무복 세탁 관리와 우편물 관리 업무도 담당이라고 알려주고 같이 라운딩했다. 그리고 다음 날 파트장님의 호출이 있어 갔더니, 막내 선생님이 찾아와서 업무분장표에도 안 나와 있는 일을 시켰는데 자기는 받아들일 수 없다고 말했다는 것이다. 파트장님도 막내 선생님에게 업무분장표에는 없지만 우리가 지금까지 해왔던 일이고, 막내 선생님에게만 부당하게 추가 업무를 시킨 것이 아니라 해당 업무의 경중이나 책임의 정도에 따라 연차나 직급별로 각자의 업무가 주어져 있다고 말해주셨다고 한다. 그럼에도 본인은 근무복 세탁을 집으로 가져가서 하기 때문에 자기 것은 세탁물에 있지도 않고, 그 업무를 하는 것은 평등하지 않다는 이유로 거절 의사를 밝혔다고 했다. 그래서 전 담당자이자 인계자로서 어떻게 하는 게 좋을지 묻고 싶어 나를 호출했던 것이다.

처음에 그 이야기를 듣자마자 들었던 생각은 '와, 이 신박한 어린이는 뭐지? 이게 바로 말로만 듣던 MZ인가?'였다. 당시에는 그런 상황에서 문제 해결 방책을 고민하며 머리 아프기보다, 일단 지금 회피하는 게 낫다 싶어 "그냥 제가 다시 하겠습니다"라고 말했다. 그러나 파트장님이 임시방편으로 그렇게 하기에는 적절해 보이지 않는다 하여 결국 팀원들의 의견을 묻게 되었다. 연차가 높은 선생님들 중에는 "왜 못한대? 그게 어려운 일이야?" 하는 분들도 있었고, MZ 선생님들 중에는 "그렇게 쉬운 일인데, 왜 우리만 해야 돼요?" 하는 분들도 있었다. 이건 뭐 서로 막하막하의 싸움이랄까.

결국 해당 업무를 할 수 있는 요일과 시간대가 정해져 있었기 때문에 현실적으로 그 업무를 할 수 있는 사람들 중에서 동의한 자에 한하여 1주 차 누구, 2주 차 누구 이런 식으로 몇 명이 돌아가면서 하게 되었다. 업무분장표에도 일일이 다 표기했다. 그렇게 주수별로 돌아가면서 업무를 하게 되었으나 주수별 차례가 누군지 모르거나 까먹어서 놓치고, 그 놓친 일을 누군가 대신 해주면서 혼란이 왔다. 이러한 사태를 확인한 팀장님은 어떤 부서가 업무분장표에 우편물 관리 주차별 담당을 일일이 다 써서 게시하느냐며, 여태 그런 적 없었는데 왜 이걸 가지고 분란을 만드냐며 원래 프로토콜대로 진행하라고 지시하셨다.

결론은 원상복구. 변화를 꾀하고자 했던 과정 중에 얻은 건 분란뿐이었고, 결과는 그대로였다. 뭐가 옳고 그른지는 모르겠다. 다만 이 업무분장은 평등하지 않다고 말했던 막내 선생님은 업무에 있어서 어떤 게 정말 평등의 의미를 갖는지 제대로 알아야 했다. 평등은 누구에게나

차별 없이 고르고 한결같음을 의미한다. 즉, 똑같은 질과 양으로 나눈다는 개념이다. 어떠한 일을 해야 할 때 모든 구성원이 다 똑같이 나눠서, 혹은 돌아가면서 해야 한다고 이해했다면 막내 선생님처럼 말할 수 있을 것이다. 하지만 주어지는 업무는 그 내용이나 가진 상황이 제각각 다르고, 해당 업무를 해낼 수 있는 힘이나 역량의 요구 역시 차이가 나며, 그 일에 대한 과정이나 업무 자체로서의 결과에 대하여 지어지는 의무나 부담을 안고 책임져야 하는 능력이나 권한 또한 업무마다 상이하다. 그러한 업무적 특성을 알고 파트별로, 직급별로, 사람별로 업무가 분장되는 것이다.

예를 들어 하루에 봐야 하는 환자 수를 평등의 사전적 의미로만 접근한다면 나도 10명, 너도 10명이어야 한다. 그런데 '일대일 개별면담을 실시하여 5시간 동안 10명의 영양교육을 실시한 나'와 '일대다 집단교실을 실시하여 1시간 동안 10명의 영양교육을 실시한 너'가 있다면 나와 너는 정말 업무적으로 평등하다고 말할 수 있는지 생각해봐야 한다는 것이다. 그렇기에 업무분장에 적용되어야 할 의미로는 어느 쪽으로도 치우치지 않고 고르다는 개념으로 공평하고 올바르다는 뜻의 '공정'이 적용되어야 한다. 까놓고 말해서 500만 원 받는 A 선생님과 300만 원 받는 B 선생님이 있다면 많이 받는 A 선생님이 일의 개수든 일의 강도든 일에 대한 책임의 중대성이든 뭐든 더 일을 많이 해야 하지 않느냐는 말이다. 세탁물 관리나 우편물 관리의 일이 하찮다는 것이 아니라, 덜 받는 만큼 일하고 일의 강도도 낮은 세탁물 관리나 우편물 관리는 월급이 제일 적은 내가 한다고 해도 충분히 이해한다는 뜻이다.

꼰대고 MZ고 뭐든 간에 대화가 필요해

또 다른 MZ 선생님의 이야기다. 보통 환자급식을 위탁운영하는 병원 소속의 임상영양사는 상근직으로 주 5일 근무를 하고, 365일 운영되는 병원이라는 직장 특수성상 주말 및 공휴일 근무도 있어 근무스케줄 혹은 듀티(duty, 근무)표를 작성하게 된다. 토요일 듀티, 일요일 듀티, 공휴일 듀티를 각각 작성하고 듀티 순번을 지정하여 차례대로 돌아가면서 근무하는 것이다. 만약에 정해진 순번대로 듀티가 나왔는데 해당 듀티 때 개인 일정이 있어서 근무를 할 수 없는 경우는 서로 대체해줄 수 있는 일정의 듀티 선생님과 바꾸기도 한다.

상근직 듀티 작성은 괜찮은 편이다. 환자급식을 직접 운영하는 병원의 경우는 영양사들도 3교대 근무를 해야 하기 때문에 근무스케줄을 정하는 일이 쉽지 않다. 교대제 근무 형태와 시간의 구획방식은 병원마다 상이한데, 근무했던 병원에서는 하루에 8시간씩, 3개 조(04:30~12:30, 10:00~18:00, 11:30~19:30)의 근무자로 나누고, 15시간 계속해서 일하는 교대 근무였다. 주중 듀티, 토요일 듀티, 일요일 듀티, 공휴일 듀티 모두 월별로 공평하게 나눠서 짜야 했고, 개인적으로 원하는 휴무일이나 요일도 반영을 해줘야 했다. 보통 근무 인원별로, 해당 요일 듀티별로 역시나 순번을 지정하여 차례대로 돌아가면서 근무하는 형태였지만, 개인 일정상 월마다 바뀌기도 했고 병원 일정이나 행사가 있으면 해당 주에 갑자기 듀티가 바뀌기도 했다. 보통 파트장님이 근무스케줄 작성을 맡아서 하며, 어느 병원은 보통 '윈티드'라고 표현하는 휴무 일수를 제한하기도 했다. 월 2일만 원티드를 허용해주고, 나머지 듀티나 지정되어진 휴무에 대해서 받아들여야 했던 것이다.

만약에 일정상 인력이 최소로 근무할 수밖에 없을 때는 종일 근무로 새벽에 출근해서 밤에 퇴근하는 올데이(ALL DAY)에 해당되기도 하는데, 정말 힘들다. 올데이 다음 날 새벽 근무면 진짜 죽을 맛이다. 그래서 아예 없을 수는 없지만 최대한 그런 죽음의 듀티를 서로 다 맞이하지 않도록 듀티를 짜려고 한다. 그렇게 듀티표가 완성되면 직원들에게 모두 공유하고, 최종적으로 이의가 없다면 듀티표가 게시 및 확정된다.

그러던 어느 날, 인사팀에서 연락이 왔다. 영양팀 부서와 부서장을 대상으로 직원 고충 민원이 접수되었다고 했다. 민원 내용은 원하는 휴무 날짜를 반영해주지 않고 근무스케줄을 통보했다는 것이었다. '오, 완전 신박해!' 듀티를 바꾸고 싶거나 일정을 변경해야 되면 말해달라고 할 때는 아무 말도 않다가 인사팀에 민원을 넣었다니. 선임 선생님들은 "아니, 할 말이 있거나 변경을 원하면 먼저 민원을 넣을 게 아니라 우리한테 말하는 게 우선이지 않냐, 그래야 방법을 찾든 어떻게든 할 것이 아니냐"라고 했고, MZ 선생님은 다 같이 있는 자리에서 나만 손들고 반문하는 건 너무 눈치 보이고 그럴 분위기도 아닌 것 같아서 말을 못했다고 했다.

고충이란 직장 생활과 관련하여 조직 구성원이 느끼는 괴로운 사정이나 심정을 표현하는 불만이라 할 수 있다. 개인의 힘으로는 어쩔 수 없는 근무 조건이나 직장 생활 관계에 관한 불만의 표현인 것이다. 이를 테면 불공평한 인사 조치, 열악한 근무환경, 물가 상승에 못 미치는 보수, 상관이나 동료로부터의 소외, 지나친 업무량 등이 고충의 원인이 될 수 있다. 이러한 고충을 처리하는 제도가 있어 직원들의 불평을 듣고 그것에 대한 판단과 시정 조치까지 이루어진다. 해당 듀티에 대한 고충은 인사팀에 민원을 제기했든, 파트장이나 선임 선생님을 통해서 의견을 개진했든 둘 다 결론적으로는 듀티가 수정되는 것으로 시정 조치는 동일했을 것이다. 혹은 후자의 경우는 즉각적으로 시정되지 않고 다음번에 원티드를 더 넣어주는 방식으로 회유하여 넘어갔을 수도 있겠지만, 어떤 방법으로든 조치가 이루어졌을 것이다.

상급자의 입장에서는 왜 직접적으로 의사 표현을 하지 않고 고충이 발생한 문제 있는 부서로 인식되게 한 것이냐 할 수도 있고, 하급자의 입장에서는 대면해서 말을 하는 게 어려워서 병원 프로그램을 통해 비대면으로 의견을 낼 수 있는 의사소통을 택한 것뿐이라고 할 수도 있다. 여기에서 더 나가면 '그 정도 말도 못해서 어떻게 같이 일을 할 수가 있느냐' 하는 꼰대의 길로 진입할 수도 있고, '그 자리에서 껄끄러운 이야기를 꺼내 분위기가 어색해지는 느낌이 싫고 쓰라고 있는 제도를 이용한 건데 뭐 어때' 하는 MZ의 길로 더 들어갈 수도 있겠다.

또 다른 MZ 선생님의 이야기다. 삐약이 선생님이 교육 의뢰를 받고 간 것이었는지 병동 순회나 치료식 영양관리의 목적으로 환자를 만난 것인지는 정확히 기억나지 않지만, 환자와 면담을 하게 되었다. 환자는 비위관(콧줄)을 하고 있는 상태여서 삐약이 선생님은 '비위관=콧줄 =경관식'을 하는 환자로 인식했던 것 같다. 의무기록을 통해 환자 정보나 상태를 정확히 알고 응대했어야 했는데 단순히 비위관만 보고 오 판단을 한 것인지는 모르겠지만 교육용 경관식이 샘플을 먹으라고 환자에게 준 것이다. 환자분은 의식 상태나 행동에 제한이나 문제가 있는 상태가 아니었고, 받아 둔 샘플을 입으로 소량 마시게 되었다. 간호사 선생님이 혈압 측정 때문에 병실에 왔다가, 금식인데 무언가를 먹는 환자를 보고 중단시킨 후 환자안전사고로 신고하게 된 것이다.

그 환자는 장 수술 후 금식 상태였다. 수술 후 환부에 생긴 체액과 노폐물 등의 분비액을 진공상태로 유지하고 지속적으로 배액시켜주는 흡인 장치로 치료를 하고 있었기 때문에 비위관을 삽입한 상태였던 것이다. 환자는 해당일부터 물을 먹기 시작하면서 물 섭취에 이상이 없으면 다음 날부터 미음으로 식이를 시작할지 말지 논의해보기로 했던 상황이었다. 다행히도 환자는 경관식이 섭취 후 증상이나 검사상으로 문제가 발견되지 않았고, 다음 날부터 예정대로 식이 계획이 진행되어 환자안전사고는 근접오류로 마무리되었다. 근접오류는 환자가 해를 입을 수 있었으나 사고가 발생하지 않아 환자에게 해가 가지 않은 사건을 말한다. 이 같은 사고는 추후에 재발하거나 반복적으로 일어나면 자칫 큰 사고로 이어질 수 있기 때문에 삐약이 선생님은 이 일로, 흔히 말해 팀장님에게 엄청 깨졌다. 주위 선생님들은 괜찮다고, 이제부터 조심하면 된다고, 환자가 아무런 이상이 없어서 다행이라고 말해주었다.

그렇게 이 사건은 일단락되는 줄 알았는데, 다음 날 삐약이 선생님이 무단결근을 했다. 처음에는 지각인 줄 알았고, 시간이 지나도 오지 않아서 전화를 했으나 받지 않아서 무슨 일이 있는 거 아니냐며 다들 걱정했다. 그리고 인사팀에 요청하여 직원이 연락되지 않으니 등록된 보호자 연락처를 문의해서 어머니의 전화번호를 받았다. 걱정되는 마음에 전화를 걸었는데 어머니와도 연락이 되지 않았다. 그래서 그 선생님과 보호자 모두에서 메시지를 남겼는데, 나중에 누구의 번호였는지 기억나지 않지만 메시지에 대한 답변이 왔다. 내용은 대충 이러했다. 원래도 일이 힘들다고 생각하고 있었는데 어제 많이 혼나기도 했고, 이젠 환자 대하기도 무서워서 더 이상 일을 못하겠다는 것이었다. '네? 퇴사 통보를 이런 식으로 한다고? 진짜로?' 그런데 마지막이 진짜 킬링 포인트다. 삐약이 선생님은 사무실에 남아 있는 짐을 인사팀에 등록되어 있는 주소로 보내달라고 했고, 퇴직금은 주는지 물어봤다. 퇴직금을 주는지 궁금하면 메시지에 답을 하든지 전화라도 받든지 해야 할 텐데, 그 뒤로도 연락이 되지 않았다.

짝짝짝, 정말 듣도 보도 못한 퇴사자를 마주하게 될 줄이야. 잘 지내고 있는지, 어디서 일하고 있을지 궁금하다. 물론 그날의 사건이 힘들었을 수 있다. 한 번도 겪어보지 못한 일이었으니까. 누군가에게 쓴소리를 듣거나, 일로 혼나 본 경험이 없을 수 있다. 혹은 환자의 건강 또는 생명에 관한 문제였기에 그러한 일이 벌어진 것에 대한, 그리고 앞으로의 재발 방지를 위한 엄격한 질책이었으나 본인 자체에 대한 질책으로 여겨져 자존심이 상하거나 자신감이 많이 없어졌을 수 있다. 그렇게 생각해보면 반대의 입장에서는, 업무에 대한 잘못을 바로잡고 업무를 수행한 자에 대해 훈계를 내리는 과정이 과연 올바른 방법대로 이행되었을까, 감정적으로 힐난하는 태도를 보인 것은 아니었을까, 동료에게 힘들다는 말도 내비치지 못할 정도로 곁을 내주지 못한 것은 아니었을까, 배려가 부족했던 것은 아닐까 고민해볼 문제이기도 하다.

솔직히 삐약이 선생님이 무단결근으로 퇴사를 통보한 방식만을 놓고 봤을 때는 '진짜 이상한 사람이구나' 하고 치부해버리면 쉽다. 그런데 '왜 그렇게 했을까' '그렇게밖에 하지 못한 다른 이유가 있는 건 아닐까'와 같은 생각을 한 번쯤은 해볼 필요가 있지 않을까도 싶다. 혹시 남아 있는 우리들 때문이었을까 하는 생각까지는 지나친 비약이겠지만 '그 선생님이 왜 그랬을까' 하고 진지하게 생각해보는 것이 어쩌면 그래도 그를, 혹은 그 세대를, 나 때는 없었거나 몰랐던 그들을 이해해볼 수 있는 방법일 것이다.

흔히 꼰대와 MZ 논쟁 같은 것은 편가르기 식의 수많은 논쟁거리 중의 하나일지도 모르지만, 가만히 들여다보면 비슷한 사례에서 제각각의 모습으로 나타나는 세대 갈등의 쟁점은 대부분 '기-승-전-의사소통'인 것 같다. 걔가 MZ라서 그런 게 아니다. MZ라고 다 그렇지 않고 꼰대 나이라고 해서 다 꼰대인 것도 아니다. 그저 세대가 다르고, 태어난 시기가 다르고, 성향이 다른 것이다. 모든 것이 다른 다양한 사람들이 직장이라고 하는 한곳에 모여 일을 하다 보니 생기는 문제 또는 현상 중에 하나일 뿐일지도 모른다. 원래 내가 가진 성향이나 성격이 일할 때도 똑같이 발현되는 것이 아니며, 일 모드에서 작동하는 나의 태도나 성향은 또 다를 것이다. 우리는 직장 내에서 잘 지낼 수 있는 의사소통을 발동시키면 될 뿐이다. 내가 할 수 있는 선에서 남에게 피해주지 않으면서 일하면 된다. 함정은 그게 제일 어렵다는 것이지만.

직장 커뮤니케이션에도
기술이 필요하다

　　직장 커뮤니케이션의 기술을 아는 것은 효과적인 협업의 핵심요소다. 명확하게 의사소통이 이루어지지 않으면 오해가 생기고 업무에 혼선을 줄 수도 있으며 의도하지 않게 타인의 감정을 상하게 할 수도 있기 때문이다. 삶의 가치관, 개인 성향, 업무를 대하는 방식 등 서로 다른 개인이 조직의 공동 목표를 달성하고, 하루의 3분의 1 이상을 함께 생활하게 되는 사람들과 잘 지내기 위해서는 효율적인 커뮤니케이션 능력이 필요하다. 커뮤니케이션 능력은 단순히 말을 잘한다는 개념보다는 정보와 생각, 감정 등을 상호 간에 전달하고 공유하는 과정에서 상대방의 의도와 감정을 이해하고 존중하며 때로는 설득해나가는 역량을 포함하는 의미로 해석된다. 상대방에 대한 경청과 공감은 물론, 정중한 언어 선택을 바탕으로 간결하게 의사를 전달하는 것이 중요하다.

구체적으로 어떠한 방법으로 하는 것이 현명한 의사소통이며, 직장에서 긍정적인 관계를 유지할 수 있는지 알아보자.

아 다르고 어 다르다, 맥락을 명확하게 설명하자

업무를 하다 보면 말끝을 흐리는 것이 습관인 사람들이 있다. 갓 졸업한 사회초년생이나 신입사원의 경우 이러한 습관이 좀 더 자주 보이는 것 같다. 원래 말투일 수도 있고 상황이 익숙지 않아서 일수도 있겠다. 말끝을 흐리면 자신감도 없어 보이고, 특히 말하는 내용을 파악하기가 어렵다. 예를 들어 팀장님이 "○○ 선생님, 어제 말했던 교육자료 관련 재고 조사 어디까지 했나요?"라고 물었을 때 "지금 하고 있는데……"라고 대답하는 삐약이 선생님들이 있다. 어디까지 했는지에 대한 대답도 아니고 말끝도 흐려 잘 안 들린다. "네. 지금 자료실의 절반 정도 조사했고, 내일 오후까지 마무리해서 말씀드리겠습니다"라고 말하는 것이 좋다. 직장 내에서 질문에 대한 답변이나 보고사항을 말할 때는 완전한 문장으로 맺음하여 말하는 습관을 들이는 것이 좋다.

우리나라는 보통 미괄식의 화법을 많이 쓰는 것 같다. 예를 들어 'I want to drink warm milk because it's cold now.' 이 문장을 번역하면 '나는 지금 추워서 따뜻한 우유를 마시고 싶다'이다. 영어식으로는 '나는 마시고 싶다'가 두괄식으로 표현되나 한글식으로는 '마시고 싶다'라는 핵심 내용이 마지막에 담기는 미괄식으로 표현된다. 원래 그렇게 정해져 있는 건지, 직설적으로 바로 표현되는 두괄식보다 서론이 길고 결론이 마지막에 나오는 미괄식에 익숙해져 있는 건지 모르겠지만 업무적으로 커뮤니케이션을 할 때는 두괄식으로 말하는 것이 효과적이라고 생각한다. 말의 서론이 길면 듣는 입장에서도 어떤 점을 말하는지 제대로 알지 못하게 될 때가 많기 때문에 결론부터 말하는 습관을 들이는 것이 좋다. 결론을 말하기 전 설명부터 늘어놓다 보면 말하는 중간에 "So What?"의 공격을 받게 되는 경우가 부지기수다.

"○○ 선생님, 당뇨병 리플릿 관련해서 표지와 내용 디자인에 대한 시안을 언제까지 받아볼 수 있다고 하나요?"라고 팀장님이 묻는다. "아, 지금 리플릿 관련해서 디자인 작업을 구매팀에서 계약한 □□업체 디자이너분이 하고 있는데 지금 그분이 다른 의뢰 건 디자인도 같이 진행하고 있다고 해서, 그 건이 먼저 의뢰 받은 일이어서 그 일을 먼저 끝내야 하는데 이틀 더 걸린다고 해서……." 삐약이 선생님의 대답이 끝나기도 전에 팀장님이 다시 물어본다. "아니 그래서 언제 된다는 말인가요?" 그럼 삐약이 선생님이 당황해서는 "그 다른 의뢰 건 끝나고 나면 아마도……."

바쁘다 바빠, 현대사회. 바쁜 팀장님들은 내 말을 다 들어줄 시간이 없다. 결론부터 명확하게 말하는 것이 좋다. "이틀 후부터 리플릿 디자인을 진행하고 일주일 후에 결과를 받을 수 있다고 합니다"라고 대답하면 아주 깔끔하다. 그리고 이런 상황에서 내가 모르는 부분에 대한 질문을 받았다면, 솔직하게 말하는 것이 좋다. "시안을 언제까지 받아볼 수 있는지 아직 확인을 못해봤습니다. 지금 바로 알아보고 말씀드리겠습니다." 모르면 모른다고 말하는 것도 중요하다. 간혹 당장의 화를 피하려고 사실을 숨기고 거짓으로 보고하는 경우가 있다. '헉, 안 물어봤는데 어떡하지? 모른다고 하면 혼날 것 같은데. 그냥 한 2~3일 뒤에 된다고 하자.' 이럴 경우에 그 순간의 위기는 모면할 수 있을지 몰라도 나중에 더 좋지 않은 결과를 초래할 수 있다. 모르면 모른다, 잘못됐으면 잘못됐다, 있는 사실 그대로 보고하고 해결방안을 함께 찾는 것이 바람직하다고 본다.

한 방에 끝내지지 않는다, 중간중간에 보고하자

어떠한 일을 맡았을 경우 상급자에게 보고하는 습관을 들이는 것이 좋다. 매일매일 수시로 보고하라는 것이 아니라 시작·중간·완료 정도는 기본으로 보고하는 것이 좋다. 상사는 본인이 지시한 일을 부하직원이 어느 정도 진행하고 있는지 알고 싶어 한다. 그렇기 때문에 간단한 진행사항이라도 묻기 전에 미리 구두로라도 보고한다면 상사가 혹여 일의 잘못된 진행방향을 알려주거나 도움을 줄 수 있다. 그리고 이런 소통 방식으로 내가 열심히 일하고 있다는 것을 어필할 수도 있다.

나는 보고의 습관화가 만들어지기까지 꽤 시간이 걸렸던 것 같다. 예전에는 일이 주어지면 경주마처럼 그냥 앞만 보고 질주하는 편이었다. '이거 하고, 이거 한 다음에 저거 하고, 저거 한 다음에는 그거 하고, 그거까지 하면 다 되겠다' 하고 혼자 알아서 로드맵을 완성해서 냅

다 달렸다. 중간에 휴게소에 들러 주위를 살펴보는 것도 없이 결승점까지 논스톱으로 질주해서 바로 골인하고는 "다 됐습니다" 했다. 그렇게 중간보고 없이 완성본을 들고 최종 보고를 간다. 그리고 까인다. 당연한 결과다. 내가 생각했던 기획이나 그에 따른 결과물이 팀장님이 구상했던 것들과는 달랐고, 중간에 보고와 피드백을 통해 의견을 나누면서 수정하고 조율해가면서 최종 결과물을 도출했어야 하는데 그렇게 하지 않았기 때문이다.

이렇게 되면 처음으로 되돌아가서 다시 새로운 것을 만들어내야 하는 경우도 생기고, 새롭게 해야 하지만 마감기한 때문에 결과에 대한 만족도는 떨어져도 어쩔 수 없이 가야 하는 경우도 생긴다. 부서 구성원으로서 공동의 목표를 달성하는 데 실패한 셈이 되는 것이다. 왜 그렇게 혼자 하려고 했을까. 생각해보면 '내 일이니까' '했던 일이니까'로 요약된다. 내가 맡은 일인데, 여기저기에 묻고 선생님들에게 도움을 요청하는 것이 민폐라고 생각했던 것 같다. 혹은 이 일은 이미 작년에도 해봤던 일이라 그때처럼 진행하면 될 것 같다고 안일하게 생각했었다.

하지만 일을 하다 보면 일을 미루고 떠넘기는 것이 아닌 이상 도움을 요청하지 않는 것이 오히려 결과적으로 민폐가 되어버리는 상황이 되기도 한다. 작년에는 그렇게 진행했지만 올해는 규정이나 트렌드가 바뀌어서 새로운 방법으로 해보는 것이 좋았던 적도 있었다. 이런 일들을 겪으면서 '중간중간에 보고하자' '상사가 되묻기 전에 먼저 보고하는 습관을 들이자' '보고를 통해 내가 지금 하고 있는 일의 방향이 제대로 된 것인지를 확인하고 업무에 대한 조율이 가능하도록 하자' '돌다

리도 두들겨보고 건너자'의 마음으로 업무 보고를 충실히 하게 되었다.

그리고 보고를 할 때는 어떤 것을 어떻게 보고할지도 미리 생각해봐야 한다. 보고해야 할 핵심을 파악하고 논리정연하게 정리해서 전달하는 것이 좋다. 또한 상급자나 부서의 의견과 다른 의견을 피력하고 싶다면, 본인 의견을 뒷받침할 수 있는 레퍼런스(reference)를 보여줘야 한다. 수치화된 데이터일 수도 있고, 다른 기업의 성공 사례일 수도 있다. 적어도 내가 왜 이런 주장을 하는지에 대한 실질적인 설명력을 갖추어야 사람들과 감정적으로 불필요한 갈등을 줄일 수 있다. 보고서나 제안서 작성이나 그와 관련된 PT 발표를 통해 내용을 전달한다면 도표나 그래프 등을 적절히 활용하여 시각적으로 전달하는 것이 효과적이다. 텍스트로만 채워져 있는 보고서보다는 직관적으로, 복잡하고 많은 정보 중에서 핵심 맥락을 쉽고 빠르게 이해할 수 있도록 정보를 시각화하여 전달하는 능력도 필요하다.

일방통행 아니다,
대화임을 잊지 말고 경청과 존중하는 태도를 갖자

간혹 통보식으로 업무사항을 전달하여 이후의 커뮤니케이션을 차단해버리는 사람들이 있다. 받는 사람 입장에서는 더 이상 관련 업무에 참여하고 싶지 않다는 '나 몰라라'식 태도로 보일 수밖에 없다. 당연히 앞으로 그 사람과 협조적으로 일하고 싶은 마음도 떨어질 것이다. 그렇기에 일방적인 통보는 피해야 하며, 종종 내가 그런 식으로 말하고 있지는 않은지 점검해봐야 한다.

민감한 사항이나 중요한 정보를 전달할 경우, 혹은 복잡한 상황에서 내 의사를 명확하게 전달하고 싶을 경우는 이메일이나 메시지 같은 비대면 방식보다는 전화나 직접 만나는 대면 방식을 통해 가능하면 얼굴을 마주하고 대화하는 것이 더 효과적일 수 있다. 문서로 업무 내용을 남겨 놓으면 시간이 지나도 내용 파악이 가능하고 상대방을 설득하기 쉬울 뿐만 아니라 다른 사람이 해당 업무를 할 때 참고할 수 있으므로 메모하는 것도 중요하다.

협업해서 업무를 수행할 때 서로의 진행 상황을 공유하고 피드백을 주고받을 때는 긍정적인 점부터 짚는다. 예를 들어 담당자에게 요청한 결과물을 받았을 때 많은 경우 몇 차례의 수정을 요구하게 되는데, 바로 수정사항만 이야기하는 것보다는 결과물에 담긴 담당자의 노력이나 칭찬할 만한 점을 먼저 이야기한 후 수정사항에 대한 피드백을 주어야 효과적으로 원하는 결과물을 얻을 수 있다. 물론 명확한 피드백을 주어야 하며, 나 또한 확실한 피드백을 원한다면 어떠한 부분들이 수정되어야 하고 받아들여져야 하는지 등에 대해서는 구체적으로 말해야 한다.

때로는 우리가 필요한 정보가 부족해서 상대방이 이해하지 못하거나, 혹은 우리가 의견을 효과적으로 전달하지 못했을 때 커뮤니케이션 향상에 있어 방해가 될 수 있다. 따라서 이를 극복하기 위해서는 자신의 정보 부족을 인식하고 필요한 정보를 찾아보려는 태도가 필요하다. 상대방에게 질문을 하거나 상황에 대해 조금 더 자세하게 알아보려는 등의 노력이 필요하다는 것이다. 이러한 과정에서 어떤 사람들은 때로는 충동적인 감정에 휩싸여 상대방에게 상처 주는 말을 하거나 정작 필요한 말은 제대로 하지 못하는 경우가 있다. 특히 갈등 상황에서 많이 나오는 실수다. 원하는 방향으로 흘러가지 않거나, 상대방과의 소통이 원활하지 않아서, 또는 상대가 상대의 관점에서만 일을 진행하고 나의 의견이나 감정을 무시하는 태도를 보일 때 나도 같이 상처 주는 말로 되갚아줄 때도 있을 것이다.

내가 먼저 충동적인 감정에 휩싸이거나 반대로 상대방의 충동적인 감정에 물들 필요는 없다. 이런 상황에 직면한다면 말을 내뱉기 전에 자신의 감정을 인식하고 통제하려고 노력하자. 무조건적으로 참고 져주라는 의미가 아니라, 호흡을 가다듬고 잠시 자리를 피해 감정을 추스른 후 대화를 이어가면서 제대로 된 커뮤니케이션을 하려고 시도해보자는 것이다. 그럼에도 상대방이 막가자고 나온다면 어떻게 해야 할까? '커뮤니케이션 스킬 향상은 포기다. 눈에는 눈, 이에는 이로 되갚아 줄 테다.' 이렇게 해야 할까? 아니다. 다시 정신을 차리자. 부정적인 감정을 내보이는 것은 좋은 방법이 아니다. 감정적으로 반응하면 원하는 것을 얻기가 어려워진다. 내 커뮤니케이션 방식은 직접적인 상대 외에 그 주변에도 영향이 있다는 것을 인지하고 자신에게 화살이 돌아오지 않도록 관리하는 것이 좋다.

나 중심에서 우리 중심으로
관점을 전환하여 사고하자

커뮤니케이션을 전달하는 사람과 받아들이는 사람 간에 소통이 되어야 한다. 전달하는 사람은 제대로 말했다고 생각하는데, 받아들이는 사람은 듣지 못했다고 생각해서는 안 되겠다. 각자 자기 관점에서만 말하고 생각하니 오해가 생기는 것이다. 예를 들어 팀장님은 맨날 왜 한번 말하면 못 알아듣느냐고 답답해하고, 우리는 못 알아들어 속상하고 스스로 무능함을 탓하며 스트레스를 받는다.

이러한 불통의 상황은 왜 생길까. 지금 내가 하는 말을 듣고 있는 사람이 누구인지, 인지하지 못함에서 발생하는 것은 아닐까. 팀장이 파트장에게 해야 할 말을 팀원에게 하고 있다면 팀원은 알아들을 수가 없다. '아' 하면 '어!' 하는 사람에게 말하는 것과 '아'가 뭔지조차 모르는 사람에게 말하는 것은 매우 다르다. 달라야만 한다. 지금 누구에게 말을 하는지 인지하고 상황에 맞는 적절한 단어를 선택해서 그 상대방이 이해하기 쉬운 방식으로 정보나 의견을 전달해야 하는 것이다. 상대방의 관점에서 이해하기 쉽게 말하는 것이 중요하다. 간단하고 명확하게 전달하는 능력을 통해 팀의 이해도와 업무 효율성을 높이기도 한다.

반면, 듣는 입장에서는 단순히 듣는 것을 넘어서 상대방의 의도에 적절하게 반응해야 한다. 상대방의 말에 집중하고 필요할 때는 질문을 통해 더 깊은 이해를 도모할 필요가 있다. 상대방의 말을 요약하거나 이해한 내용을 확인하는 질문을 함으로써 상대의 말을 이해하고 있다는 것을 표현하는 것이다. 각자의 관점이나 자신의 생각 또는 판단은 잠시 미루고, 효과적인 커뮤니케이션을 위해서는 서로의 소통 스타일을 알아야 한다. 이 둘이 모여 하나의 팀으로서 공동의 목적을 이루어야 한다는 점을 공유해야 한다. 이를 위해 나에게 맞추라는 식의 소통보다는 상대의 소통 방식에 맞추어 명확하게 원하는 바를 표현해야 할 것이다.

항상
'나'를 먼저 생각하자

환자 상담 스킬에서도, 직장 커뮤니케이션 스킬에서도 기본적인 자세는 경청과 상대방의 관점에 대한 배려다. 하지만 남에게 귀를 기울이듯 내 마음도 잘 들여다봐야 한다. 나의 중심을 지키며 나의 생각, 감정, 요구를 잘 전달할 줄 알아야 타인과의 소통도 원활하게 할 수 있기 때문이다. 항상 나 자신을 격려하고, 칭찬해주는 태도를 먼저 유지하자. 긍정적이고 건강한 마인드셋을 키우려면 부정적인 생각은 금물이다. 실현 가능한 목표를 설정하고 성취하면, 자신의 능력에 대한 믿음이 커진다. 그 믿음은 자신감으로 이어지면서 일을 더 열심히 할 수 있는 바탕이 된다. 자신감을 갖는 것은 추진력이 생긴다는 뜻이기에 매우 중요하다. 그리고 업무를 하다가 비판을 받더라도 슬기롭게 대처하자. 의견을 적극적으로 경청하고 피드백을 고려하여 다음부터 개선에 활용하면 된다. 비판 자체에 너무 매몰되지 않아야 한다. 실패는 능력의 한계를 시험하는 자연스러운 과정이다. 실패를 인정하고 단계적으로 극복하면 자존감도 더욱 탄탄해질 것이다.

직장에서 나만의 마인드셋이 필요하다

마인드셋은 개인의 태도, 인식, 사고방식, 세계관을 나타낸다. 일을 할 때 나의 마인드셋은 '적당히 하자'로 정했다. 대충, 대강, 대략의 의미가 아니라 '정도에 알맞게'의 의미로 일을 적당히 하겠다는 것이다. 이 '적당히'로 일하는 것이 어려운 것인 줄 몰랐다. 예전에는 정말 죽기 살기로 일만 했었다. 뭔가 일을 하면 '제대로 하고 싶다, 잘하고 싶다'라는 생각에 들입다 그 일만 파고들었다. 출근해서 일하고, 시키지도 않았는데 남아서 일하고, 퇴근하고 집에 가서도 일 생각에 빠지는 일 중독자였다. 아니, 일 병자에 가까웠으리라.

예를 들어 당뇨병 교육 자료를 리뉴얼하기로 했다고 하면, 자료를 새롭게 만드는 일은 출근해서 틈틈이 하고 시키지도 않았는데 남아서 당뇨병의 합병증 교육 자료까지 만들고 퇴근해서는 집에까지 일을 싸 들고 가서 계속 만드는 것이다. 이건 일을 잘하는 게 아니라 치료가 필요한 환자에 가까웠다고 본다.

일과 삶의 균형이라고는 찾아볼 수 있는 붕괴된 일상이었다. 일 때문에 친구들을 만나지 않고, 모임에 불참하고, 일 외에는 사생활도 없이 아무 일도 못하면서 그렇게 자의적으로 스스로를 고립시켰다. 지인들은 "네가 사장이냐, 월급이 수억 대냐, 그건 문제가 있는 거다, 그러다 큰일 날 것 같다, 건강 챙겨야 한다"라며 다들 염려와 걱정과 조언을 아끼지 않았다. 적당히 하겠다는 말은 하면서도 계속 그런 식의 업무를 대하는 방식을 지속해나갔다. 진짜 왜 그렇게까지 했는지 모르겠다. 그런다고 월급이나 직급이 오른다거나 보상이 있었던 것도 아니고, 기대한 적도 없었다. 오히려 아무도 모르게 일했고, 인정받고 싶지도 않았다. 완벽하고자 하는, 혹은 이래야만 할 것 같은 강박이나 사고였을까?

이유는 모르겠지만, 어쨌든 그렇게 병자처럼 일하다가 머지않아 실제 병을 얻게 되었다. 속이 울렁거리고 구토가 있어서, 처음에는 뭘 잘못 먹었나 싶었다. 그러다 갑자기 명치끝이 심하게 아프고 쥐어짜듯 통증이 심해지면서, 진짜 죽겠구나 싶어 응급실로 갔다. 증상의 원인이나 질병의 유무를 확인하기 위해 의사 문진을 하고 혈액 검사와 복부 초음파 검사를 했다. 다행히 의심됐던 담석증이나 췌장염은 아닌 것 같다고 하여 증상 완화를 위해 진정 수액을 맞고 응급실에서 퇴실했다. 이후 소화기내과 외래 진료를 보고 위 내시경도 했으나 관련된 검사 결과를 봤을 때 특정 질환과 연관된 증상은 아닌 것으로 보여 스트레스성 위경련이었던 것 같다고 진단받았고, 한동안 약물치료를 지속했었다.

아프고 나니 뒤늦게 정신이 들었다. 스스로 몸을 혹사시키면서까지 할 일이 무엇이냐고, 잘 먹고 잘 살라고 일하고 직장 다니면서 돈 버는 건데 아프면 뭔 소용이 있냐고, 철 지난 후회가 밀려왔다. 아프니까 청춘이 아니고 아프니까 환자였다. 환자는 회복하기 위해 정신을 차리고 재발 방지를 위해 각성한다. 의도적으로라도. 나 역시 의식적으로 기존의 업무 방식을 버리고 근무시간 내에만 일하는 것부터 시작했다. 그리고 A라는 업무가 주어졌을 때 A만 수행했다. 시키지도 않은 A´, A″ 업무까지 하던 습관을 철저히 버렸다. 아무도 모르는 야근을 하면서 굶고 편의점 음식으로 저녁을 때우거나, 집에 가서 야식으로 폭식하던 나쁜 식습관도 고쳐야 했다. "규칙적으로 식사하세요" "건강식을 드세요" "야식은 피하세요"라고 교육하는 영양사가 나쁘니까 하지 말라고 하는 것들을 죄다 하고 있었던 것이다. 정시에 퇴근하고 집에 가서 간단하게라도 집밥을 차려먹었다. 그리고 퇴근 후에는 집에서 일과 관련한 생각이나 업무를 하지 않기 위해 취미 생활을 갖기로 하고 문화센터에서 캘리그라피 수업을 수강하기도 했다. 당연한 이야기겠지만, 그렇게 생활해도 업무에는 아무런 지장이 없었다.

이 같은 일을 겪으면서 직장에서의 마인드셋 첫 번째가 '적당히 일하자'가 된 것이다. 내 건강이 우선이고, 내 삶이 우선이다. 그래야 적당히 일할 수 있고, 적당히 일해야 내 개인 생활도 영유할 수 있다. 일에 잡아먹히는 삶은 나중에 나도 없어지고, 내가 없어지면 일을 할 수도 없게 될 테니 항상 나와 내 몸부터 챙기자.

몸뿐만 아니라 마음 건강도 챙겨야 한다. 그래서 두 번째 마인드셋은 '이해하지 말고 인정만 하자'로 정했다. 이해는 남의 사정을 잘 헤아려 너그러이 받아들인다는 것이고, 인정은 확실히 그렇다고 여긴다는 뜻이다. 의미상 비슷해 보이지만 인정은 '그렇구나' 하고 생각하는 게 다라면, 이해는 거기에서 더 나아가 그걸 받아들이거나 받아서 자기 것으로 만드는 것까지 확대된 의미라고 생각한다. 예를 들면 이런 것이다. 상대방이 나와 같지 않은 생각이나 행동을 보이면 그냥 '저 사람은 저렇구나, 저런 사람도 있구나, 그래 인정!' 여기까지 하는 것이다. 거기에 더 나아가서 저 사람의 태도가 옳고 그른지를 사사건건 따진다거나, 그 나름의 재량으로 평가하여 이러쿵저러쿵 말들을 옮긴다거나, 왜 저런 태도를 취하는가에 대해 열과 성의를 다해서 적극적으로 이해하고 받아들이기 위해 애쓰는 것까지는 굳이 하지 않겠다는 것이다. 즉 업무 태도에서 새겼던 '적당히'처럼, 일하면서 관계성을 가지는 사람들과도 적당한 영역에서 적당한 거리를 유지하는 것이다.

일하면서 요구에 의해, 혹은 무리한 인간관계에서 비롯되는 스트레스로 인해 몸도 마음도 상하고 괴로운 감정에만 잠식당하던 시기가 있었다. 타의적으로도 자의적으로도 그랬다. 흔히 하는 표현으로, 태우던 선배가 있었다. 일을 못해서 혼냈던 건지, 그 정도는 아니었는데 지나치게 혼냈던 건지, 아니면 혼내기 위해 일을 만들었던 건지, 어쨌든 나를 좋아하지 않던 선배였다. 지금이야 '왜 저래' 하고 넘기거나 그러지 못하게 단호히 대응할 수도 있지만, 그 당시는 아마 착한 아이 증후군을 몹시도 앓고 있던 때였으리라. 착하고 좋은 사람이고 싶다는 생각에, 그런 사람으로서의 이미지를 유지해야 한다는 사고방식에 매여 있었던 건지도 모르겠다. 나를 싫어하는 사람이 없었으면 좋겠고 모든 사람이 나를 좋아했으면 좋겠고, 이런 식으로 남들에 대한 자신의 이미지를 먼저 신경 쓰다 보니 일이 안 좋게 흘러가면 정황을 구체적으로 파악하기보다는 먼저 스스로를 탓하는 경향이 컸던 것 같다. 그런 때였기에, 선배가 이유 없이 나를 싫어하고 요즘 말로 직장 내 괴롭힘을 당할 때도 '내가 뭘 잘못했나? 잘못한 걸 말해주면 고칠 수 있는데, 고치면 그때는 나를 싫어하지 않겠지? 선배가 시키는 것만 잘 하면 선배와의 관계가 회복될 수 있겠지?' 그런 자책적인 생각들로 스스로를 압박했다. 분명 불합리한 상황임을 인지함에도 불만이나 불편감을 속으로 삭이며 잘 표현하지 못했다. 근로계약 종료 후 서로 근무했던 곳을 떠나면서 태우는 선배도 호구였던 후배도 사라졌다. 그 뒤로 개인적인 연을 이어가지도 않았고 같은 업계에 있는지조차 알지 못하는 상태다.

생각해보면 그 시절 전부인 줄 알았던, 혹은 평생일 줄 알았던 그 선배와의 관계는 너무도 짧았고 내 인생에서 별거 아닌 사람이었다. 중요하지도 않은 사람 때문에 힘들어하고, 그 사람 때문에 오히려 중요한 사람들의 이야기를 귀담아 듣지 못했음에 씁쓸함과 허무함만 남았을 뿐이다. 나를 싫어하는 사람의 마음을 돌리기 위해 왜 그렇게 쓸데없이 애를 썼을까. 정작 나 자신의 마음을 들여다볼 줄 몰랐기 때문이다. 남들에게만 신경 쓰다 보니 자기 스스로는 망가져가는 것을 자각하지 못했던 것이다. 남들에게 쏟는 관심을 좀 더 자신에게 투자하는 마음을 가져야 한다. 기껏 베풀었던 선의는 돌아오지 않고 고마움도 알아주지 않으며 자신들의 이익만 챙기면서 소중한 나의 삶과 시간을 빼앗아가는 그들로부터, 그 악순환으로부터 벗어나야 했다.

빠져 있던 구렁텅이에서 헤어 나오고 싶어 전문가의 도움을 받기로 했다. 심리상담 치료를 시작한 것이다. 뭔가 고민되는 이 상황이나 나의 마음 문제들을 털어놓으면 그 문제에 대한 해결책을 제시해줄 것이라 생각하고 상담센터를 찾아갔다. 그런데 계속 나만 말하고, 상담 선생님은 들어주기만 했다. 왜 이렇게 해라, 저렇게 해라 말해주지 않느냐고 물었다. "그때는 어떤 생각이 들었나요?" "그런 말을 들었을 때 어떤 기분이었나요?" 같은 질문들을 반복적으로 받았다. 그렇게 처음으로 나는 어떤 생각을 하는 사람이며 내가 중요하게 여기는 신념은 어떤 것인지, 나는 이럴 때 상처받는다는 것과 그때 그 감정은 괜찮은 것이 아니었음을 누구의 눈치도 보지 않고 오롯이 스스로를 들여다보고 마음 챙김의 시간을 가질 수 있었다. 그러면서 남의 시선에 흔들리지 않고 나를 지킬 수 있는 마인드셋을 세우기 위해 연습을 해나갔다.

예를 들어 뭔가 일이 잘못됐을 경우 '실수했구나. 남들이 뭐라고 하면 어쩌지? 날 이상하게 볼 거야'라는 생각에서 실수했다는 사실은 그냥 남겨두고 '그럴 수도 있지 뭐'라는 생각을 해보기로 한 것이다. 별거 아닌 것에 너무 지나치게 신경 쓸 필요도 없고, 실수를 했다면 떳떳하게 인정하고 사과하면 되고, 실수에 대한 수습은 잘 대처하면 되는 것이다. 그렇게 생각하는 연습을 한 번 두 번, 여러 번 수십 번 반복하다 보니 정말 그렇게 할 수 있을 것 같았다. 그리고 실제로 그 비슷한 일이 벌어졌을 때 연습한 대로 할 수 있었다. 세상이 끝날 것 같고 내가 무너져 내릴 것 같은 그런 일은 애초에 아니었던 것이다. 그렇게 마음 건강을 잘 챙기는 노력을 하다 보니 정말 내가 말하는 대로, 생각한 대로 되는 경험을 할 수 있었다.

그런가 하면, 잘 거절하는 것도 능력이다. 그래서 세 번째 마인드셋은 '잘 거절하자'로 정했다. 나는 다른 사람의 부탁을 거절하기 어려워했고, 만약에 어렵게 거절하더라도 금세 두고두고 후회를 많이 하던 편이었다. 예를 들어 내 일은 다 끝났는데 거절을 못해서 대신 해주기로 한 남의 일을 처리하느라 야근하는 일이 생긴다든지, 반대로 남의 일을 하느라 내 일을 다 끝내지 못해 피해를 본다든지 어이없는 상황들이 있었다. 저 사람의 부탁을 거절해서 저 사람이 나를 싫어하면 어쩌지, 안 좋게 보면 어쩌지 하며 그와의 관계가 나빠질 것 같다는 생각에 무리해서라도 다 들어줬던 것이다. 하지만 그렇게 해서 나빠질 관계라면 손절하기 좋은 타이밍이 찾아온 것이다.

부탁이란 것은 어떤 일을 해달라고 청하거나 맡기는 것으로, 수용될 수도 있고 거절될 수도 있는 것이다. 무조건 들어줘야 하는 것으로 생각해서 부탁하고, 안 들어주면 그럴 줄 몰랐다느니 어떻게 그러냐며 죄책감 프레임을 씌우는 후안무치한 사람들이 많다. 그런 사람들과 좋은 관계로 잘 지내겠다고 생각하는 것이 어불성설이다. '당신이 나를 좋게 보든 나쁘게 보든 난 나야' '네가 나를 좋게 본다고 내가 더 좋은 사람이 되는 것도 아니고, 나쁘게 본다고 해서 내가 나쁜 사람이 되는 것도 아니거든' '네가 뭐라 하던 난 그냥 나야' 이런 마인드로 부탁을 들었을 때, 타인의 기분에 맞추기보다 내가 원하는지 원하지 않는지를 우선적으로 생각하는 연습부터 했다.

좋은 인간관계를 유지하는 것은 좋은 일이나 그 일에 집착하지 않고 자신의 길을 묵묵히 가는 것이 최선이었다. 대신에 잘 거절하는 것도 기술이 필요했다. 부탁을 받은 즉시 거절하지 않는 것이다. 상대방 입장에서는 생각도 안 해보고 바로 거절한다고 생각할 수 있기 때문에 시간을 조금 두고 생각해보겠다고 하는 것이다. 거절할 때는 혹은 거절을 당했을 때는 좋지 않은 감정이 묻어나올 수 있으니 마음을 차분히 가라앉힌 상태에서 거절할 수밖에 없는 이유를 정확하게, 좋게, 잘 설명하는 것이 중요하다. "안녕하세요 ○○○입니다. 어제 말씀해 주신 내용을 검토해보았는데 일정이 맞지 않습니다. 정말 죄송합니다. 다음에 좋은 기회에 또 뵙도록 하겠습니다. 행사가 잘 되길 기원합니다. 그럼 점심 맛있게 드세요." TV 프로그램 〈유 퀴즈 온 더 블럭〉에 출연했던 이금희 아나운서가 알려준 거절의 정석 같은 답변이다.

반대로 후회를 유발하거나, 자신이나 상대방의 시간과 에너지를 낭비될 수 있어 확실한 결정을 지어줘야 한다면 최대한 짧은 시간 내에 거절하는 것도 잘 거절하는 방법 중 하나다.

더 이상은 사사건건 이러쿵저러쿵 떠드는 사람들의 영양가 없는 이야기에는 귀를 기울이지 않게 되었다. 그런 사람들이 나를 뭐라고 평가하든지 개의치 않는다. '너는 그렇게 여기저기 다 걸고넘어지면서 트집을 잡고 간섭하는 사람이구나. 응, 그렇구나' 거기서 끝이다. 왜 그런 식으로 말하고 행동하는지 이해되지 않지만, 그냥 그런 사람이구나, 인정하고 말아버린다. 딱 거기까지다. 그럴 수도 있지 하는 의연한 태도도, 슬기롭게 거절을 잘하는 일도, 나를 먼저 지키고자 하는 마인드셋에서 출발할 수 있었다. 내 무게중심을 잡고 대응하는 건강한 소통 방식을 체득한 것이다.

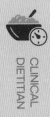

(제5장)

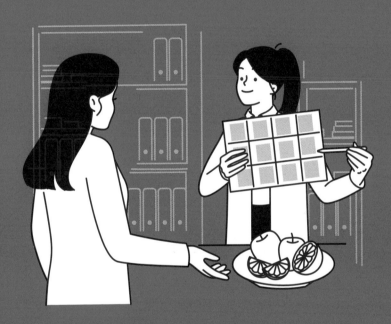

병원의 안과 밖
임상영양사의

진출 분야
또는 전망

집단급식소와
비집단급식소

　영양사 면허 취득 후 주요 진출 분야는 크게는 집단급식소와 비집단급식소로 나뉜다.[11]

　집단급식소의 종류는 다음과 같다.

병원	종합병원, 일반병원, 치과병원, 한방병원, 요양병원, 한의원, 군병원, 산부인과, 건강증진센터 등
산업체	기업, 관공서, 금융기관, 호텔, 백화점, 연구소, 연수원 등
학교	유치원, 초/중/고등학교, 대학(기숙사, 식당), 특수학교 등
사회복지시설	노인복지시설, 아동복지시설, 정신요양시설, 모부자복지시설, 장애인복지시설 등
보육시설	영유아보육시설 등
특수시설	직업훈련기관, 캠프수련장, 교정시설, 선수촌, 군대 등

11　출처: 대한영양사협회 공식 홈페이지

비집단급식소의 종류는 다음과 같다.

보건소	보건지소, 보건의료원
건강상담 분야	건강기능식품 판매업체·제조업체·수입업체, 약국 등
급식 산업	위탁급식회사, 도시락 제조회사, 외식산업(조리 지도, 식단 개발 등)
기타	대학, 연구기관, 국가 및 지방자치단체, 식품회사, 요리학원, 스포츠헬스센터, 매스컴관련업, 다이어트 전문회사, 영양정보센터 등

마지막 장에서는 병원에서 영양사로 또는 임상영양사로 일했던 사람들, 병원 밖에서 임상영양사로 일했던 사람들, 지금은 병원에서도 임상영양사로도 일하고 있지 않은 사람들의 이야기를 해보려고 한다. 때론 진저리치며 떠올려보는 그땐 그랬지 시절의 이야기다. 짧은 인터뷰를 통해 병원의 안과 밖에서 일하는 것이 어떠했는지를 들어보려 한다. '나 때는 말이야'의 과거 회상이며 지금의 현실은 또 달라져 있을지도 모르니, 선배들이 어떤 분야에서 무슨 일들을 했었는지 참고 정도로만 봐주길 바란다.

병원 안
급식 전문 영양사

Q **안녕하세요, 자기소개 부탁드립니다.**

안녕하세요, 급식 전문기업에서 영양사로 일했던 퇴사자입니다.

Q **어느 기업에서 일했는지 말씀해주실 수 있으신가요?**

실제 회사명을 밝힐 수는 없지만, 업계 10위 안에 드는 정도의 회사였

다고 말씀드릴 수 있습니다.

Q **처음부터 영양사가 되고 싶으셨나요?**

이과여서 이공계열로 대학을 가려고 했으나 공과대학이나 자연과학도

별로 생각이 없었어요. 그러던 중에 알고 지내던 언니가 생활과학으로

지원해서 식품영양학과로 가는 것을 보고 저도 따라가게 되었습니다.

Q 급식 전문기업의 영양사가 되겠다고 마음을 먹은 것은 언제였나요?

졸업하고 진로가 크게 세 분야로 나뉘었는데 임상영양사, 영양교사, 급식 전문 영양사였습니다. 임상영양사는 대학원을 가야 했고, 영양교사는 교직 이수 및 임용을 준비해야 했기 때문에 졸업하고 바로 취업하자는 생각으로 급식 전문기업으로 취업했습니다.

Q 급식 전문기업의 영양사는 보통 위탁급식 운영의 계약을 맺은 고객사로 발령나는 것으로 알고 있는데, 첫 근무지는 어디였고 그곳에서의 일은 어떠했는지 간략하게 말씀해주실 수 있나요?

병원이나 오피스 등 어디로 가서 일하게 될지는 모릅니다. 보통 집에서 가까운 업장으로 발령이 나는데, 저의 첫 근무지는 종합병원이었습니다. 6개월 인턴영양사 즉, 수습 기간을 거쳐서 정규직 영양사로 전환되어 환자식이나 직원식 같은 메인 파트를 담당하는 영양사로 일하게 되었습니다. 인턴 때는 아침 7시에 출근해서 검수를 하고 아침 직원식 파트의 정산 업무를 하면, 10시 30분부터 환자식 점심 준비가 시작됩니다. 식이처방 전달시스템 업무를 보고 치료식 상차림 점검을 하고 환자식 컨베이어 벨트를 타는 겁니다. 그렇게 12시 30분쯤 점심 환자식 배식 준비까지 완료한 후에는 직원식으로 넘어가서 점심 배식을 지원합니다. 그리고 직원 식당 점심 배식이 끝나면 14시쯤 점심을 먹고, 점심 직원식 파트의 정산 업무를 합니다. 그리고 또 환자식 저녁 준비를 시작합니다. 거의 하루 일과는 이렇게 반복됐습니다.

Q 인턴영양사 때부터 실제 업무가 굉장히 빡빡하게 느껴지네요. 힘들지 않으셨나요?

근로 계약서에는 점심시간을 제외한 근무 시간이 하루 8시간이라고 했는데 아침 7시에 출근해서 밤 11시, 12시에 가는 일이 허다했습니다. 다시 하라고 하면 절대 못합니다. 월급 60만 원 받으면서 택시 타고 다니고, 어유…….

Q 인턴십이 끝나고 난 뒤에는 업무가 많이 달라졌나요?

인턴십이 끝나고 환자식 담당 영양사로 일하게 되었는데, 이때부터는 3교대로 근무합니다. 새벽 5시, 아침 7시, 오전 10시 이렇게 3개 조로 나누어 출퇴근했습니다. 그런데 그 병원이 진짜 이상했던 건데, 새벽 5시에 출근하나 아침 7시에 출근하나 퇴근 시간은 항상 밤 11시, 12시였어요. 환자식 메뉴 짜고, 조리 계획표 만들고, 식재 발주하고, 상차림 점검하고 컨베이어 벨트 타고, 주방 점검하고, 법령이나 회사 내규나 고객사 병원 규정에 따라 각종 점검표, 일지 작성 및 검토 등 수많은 서류 작업도 하고, 환자를 직접 만나러 밀라운딩도 매일 갔습니다. 쉬는 날에도, 새벽이고 주말이고 상관없이 하루도 전화를 받지 않은 날이 없었어요. 진짜 하루 18시간씩 일하면서 힘들다는 생각을 할 겨를조차도 없이 매일 4시간만 자고 귀신처럼 그냥 출퇴근을 했던 것 같습니다. 진짜 그 병원 사무실로 들어가는 통로가 지옥 같았어요. 결국 몇 년 못 가 퇴사했습니다.

Q 축하드려야 되는 거죠?

도저히 더 이상은 힘들어서 못하겠더라고요. 계속 다니다가는 진짜 죽을 것 같아서 그만 두었습니다.

Q 고생 많으셨네요. 그런데 선생님이 겪으신 것처럼 급식 전문기업의 영양사 업무는 모두 다 그렇게 힘든 건가요? 아니면 당시 고객사의 운영이 비정상적이었던 건가요?

당시 입사 동기들과 서로의 업장에 대해서 말했을 때 제가 있던 점포가 본사에서도 알 정도로 힘들기로는 악명이 높았습니다. 그 병원이 환자 급식을 직영으로 운영하다가 처음으로 위탁 운영으로 전환한 시점이었기 때문에 위탁 운영에 대한 체계화된 업무 프로토콜이나 시스템이 전혀 마련되어 있지 않아서 혼돈의 카오스 그 자체였던 것이 아마도 가장 큰 문제이자 저를 퇴사자의 길로 밀어붙인 게 아닐까 생각됩니다.

Q 그랬을 수 있겠네요. 선생님의 경험을 들려주셔서 감사합니다. 모든 급식 전문 영양사가 지옥을 경험하는 것은 아님을, 이 책을 읽는 후배들이 주의해서 수용해주길 바랍니다.

병원 밖
학교의 영양교사

Q **안녕하세요, 자기소개 부탁드립니다.**

안녕하세요, 중학교에서 영양교사로 일했던 휴직자입니다.

Q **아, 지금은 휴직 중이시군요. 영양교사도 임상영양사처럼 대학원 교육과정을 따로 수료하는 건가요?**

식품영양학과 졸업 후 영양교육대학원에 진학하여 영양교사 2급을 취득하는 방법도 있어요.

Q **영양교사 2급은 어떤 것인가요?**

임상영양사 교육과정을 수료해야 임상영양사 자격시험에 응시할 수 있는 것처럼 영양교사 2급을 취득하는 것은 영양교사 임용시험에 응시할 수 있는 자격요건 중에 하나가 충족되었다고 볼 수 있어요.

Q 그럼 영양교사가 되는 방법을 간단히 설명해주실 수 있나요?

먼저 식품영양학과로 대학을 진학해요. 식품영양학과 중에서도 교직이수가 가능한 식품영양학과에 진학하는 것이 유리해요. 그리고 학과 1학년 과정을 수료하면 학과에서 교직이수 대상자를 모집해요. 교직이수 대상 인원은 한정되어 있기 때문에 대상자로 선정되기 위한 유리한고지를 점하기 위해서는 1학년 때부터 열심히 공부해야 해요. 그리고 교직이수 대상자로 선정되면 4학년 졸업할 때까지 교직이수 과목을 이수하면 돼요. 그리고 학과 졸업을 앞두면 영양사 국가시험 응시자격이충족되어지고 영양사 면허시험에 응시하게 돼요. 이때 영양사 국가시험에 합격한 후 식품영양학과를 졸업하면 영양사 면허와 함께 영양교사 2급을 취득할 수 있어요. 만약 학과 과정 중에 최종 교직이수에 실패한다면, 학과 졸업 후 영양교육대학원에 진학하여 영양교사 2급을 취득하는 방법도 있어요. 그렇게 취득한 영양사 면허, 영양교사 2급, 거기에 한국사능력검정시험 3급 이상의 자격을 모두 취득하면 영양교사 임용고시에 응시할 수 있는 자격이 충족됩니다. 영양교사 임용고시에 최종 합격하면 임용 배치 과정을 거쳐 학교로 배치되어 영양교사로업무를 수행할 수 있어요.

Q 영양교사가 되는 길도 정말 쉽지 않아 보이네요. 선생님은 처음부터 영양교사가 꿈이셨나요?

수능 점수와 합격 커트라인에 맞춰서 식품영양학과로 진학했어요. 그리고 1학년 오리엔테이션 때 학과 졸업 후 진로에 대한 설명이 있었는데 그때 영양교사가 되겠다는 결심을 했어요.

Q 어떻게 준비하셨나요?

당시에 학과생 50여 명 중 절반 이상이 교직이수 희망자로 지원을 했어요. 하지만 그중에서 교직이수 대상자로 선정되는 인원은 5명 미만이었고요. 가장 중요했던 대상자 선발 기준은 성적이었기 때문에 진짜 열심히 공부했어요. 1학년 때부터 교직이수를 하겠다는 생각이 있었기 때문에 1학년 때부터 성적 관리를 했고, 2학년 때는 더 열심히 해서 4.5점 만점 학점을 받고 과탑을 찍었답니다. 그래서 교직이수 대상자로 선정이 됐어요. 그 후 3학년 때부터 영양사 면허 시험, 한국사 시험, 영양교사 임용교시까지 시험이란 시험 준비는 다 했던 것 같아요. 학과를 졸업하면서 영양교사 임용고시 응시 자격은 갖췄었고, 임용고시도 한 번에 합격해서 영양교사 일을 시작하게 됐어요.

Q 정말 대단하세요! 첫 근무지는 어디였나요?

처음에는 고등학교로 배치됐어요. 보통 신규 영양교사들이 고등학교로 많이 배치된다고 해요. 고등학교는 아침, 점심, 저녁까지 급식이 제공되어야 하기 때문에 일이 많고 힘들거든요. 그래서 근무기간 3년을 채우면 다른 곳으로 전보를 신청할 수 있어요. 보통 점심 급식만 제공하는 중학교로 옮기죠. 그렇기 때문에 자연스럽게 근무 연차가 오를수록 고등학교에서 중학교로 이동해서 근무하게 되는 것 같아요.

Q 영양교사는 어떤 일들을 하는지 간략하게 말씀해주실 수 있나요?

영양교사는 학교에서 영양교육과 학교급식을 담당하는 교원이에요. 학생들을 대상으로 식생활 지도도 이루어지지만 학교급식 업무가 주를 이루고 있어요. 식단과 레시피 작성, 식재료 검수, 조리와 배식 관리, 조리원 채용, 조리원 위생 및 안전교육, 재료 회계 정산, 조리실 종사자 지도 및 감독, 식재료 품의 및 입찰 업무까지 수행해요. 그뿐만 아니라 매년 이루어지는 안전점검과 운영평가까지도 맡아서 해요.

Q 영양교사 몇 명이서 이러한 업무들을 나눠서 하는 건가요?

한 학교에 영양교사는 한 명 있어요.

Q 한 명이요? 학교에 학생은 수백 명일 텐데 영양교사는 한 명뿐이군요. 업무가 많아서 힘들지는 않나요?

과중한 업무는 늘 힘들죠. 하지만 그것보다 더 힘든 것은 교권 사각지대에 놓여 있는 영양교사에 대한 처우예요. 교사라는 이름으로 교권에 있으나 일반 교사들과는 달리 특수한 위치에 있는 영양교사들이 겪고 있는 고충은 잘 주목받지 못하는 게 현실이에요.

Q 어떤 고충이 가장 힘든지 말씀해주실 수 있나요?

예를 들면 소속 문제가 제일 큰 듯해요. 영양교사는 행정 소속이냐 교무 소속이냐 하는 것이죠. 기존에 교내 영양사가 있었다면 보통은 행정실 소속이에요. 영양사는 공무직(국가나 공공 단체의 일을 맡은 직위나 직무)이어서 공무직을 담당하는 행정실 소속이고, 급식업체 입찰이나 물품 품의 등과 관련된 결재나 일 처리를 행정실에서 진행했던 것이죠. 그런데 영양교사는 교사이기 때문에 교무실 소속이에요. 업무 처리에 관한 결재 라인도 교무 소속을 타게 되는 것이죠. 하지만 학교급식과 관련하여 수행해야 하는 업체 입찰이나 물품 품의 등과 같은 업무는 행정실의 고유 업무이기 때문에 행정실에서 해야 하는 것이지만 공무직의 영양사가 해왔던 것처럼, 교원인 영양교사에게도 이전과 동일하게 업무를 지시하거나 행정실에서 처리되어야 하는 사무 행정 및 문서 처리 업무 등을 떠넘기려하기도 한다는 것이죠. 영양교사의 직무기술서나 부당한 업무 지시에 대한 반박으로 법령 근거를 제시해도 현실은 받아들여지지 않을 때가 더 많아요.

Q 몰랐던 내용을 새롭게 알게 되었네요. 선생님의 경험을 들려주셔서 감사합니다. 악성 민원에 시달려 힘들어하는 교사들이 많다고 하는데, 부디 몸도 마음도 건강히 지내시길 바랍니다.

병원 밖
건강상담 분야의 임상영양사

Q 안녕하세요, 자기소개 부탁드립니다.

안녕하세요, 건강상담 분야에서 일했던 퇴사자입니다.

Q 건강상담 분야라면 급식 업무와는 상관없는 비집단급식소에서 일하셨던 건가요?

네, 헬스케어 플랫폼 중의 한 곳에서 일했습니다.

Q 헬스케어 플랫폼은 어떤 곳인가요?

제가 일했던 곳은 건강 상태별 맞춤 식사요법 서비스를 제공하는 온라인 기반의 건강관리 기업이었는데, 쉽게 말하면 질병의 관리를 위해 필요한 식단을 구성하고 제조하여 배송해주는 회사였습니다.

Q **그렇군요. 주된 업무는 무엇이었나요?**

식단 개발, 영양코칭, 영양콘텐츠 제작, 고객 응대 등의 업무를 수행했습니다.

Q **굉장히 여러 가지 업무를 하셨군요. 업무에 대해 좀 더 구체적으로 알려주실 수 있나요?**

식단을 개발하는 과정에서는 식재료의 영양성분을 분석하는 것이 주된 역할이었습니다. 각 식재료의 영양소별 성분을 분석하고 데이터를 수집합니다. 분석·수집한 데이터를 기반으로 하나의 요리를 개발하고, 개발된 메인요리와 반찬을 조합하여 계산된 범위 내에서 한 끼의 식단을 구성합니다. 이 과정에서는 전문성 있는 식단 개발을 위해 임상영양사, 조리사, 마케터, 의학·영양 분야의 외부 자문위원 등 많은 사람들이 참여합니다. 그리고 임상영양사로서 메인 업무는 영양코칭과 영양콘텐츠 제작이었습니다. 영양코칭은 1:1 맞춤 서비스로 실시하였고, 보통 전화로 컨설팅을 진행하는 형태였습니다. 회사 홈페이지나 모바일 앱에서 영양 컨설팅을 신청하면, 상담 유형을 선택하고 영양상태 조사를 위한 설문에 응합니다. 설문은 평소 식사와 식습관에 대한 문답을 작성하는 것입니다. 그리고 신청자가 원하는 상담 날짜와 시간을 선택하여 영양상담을 예약하면, 제가 유선으로 상담을 진행했습니다. 병원 진료 때 실시한 혈액검사 결과가 있으면 좀 더 정확한 영양코칭을 할 수 있었고, 전화로 진행하기 힘든 경우는 모바일 메시지나 이메일로 진행하기도 했습니다. 사전 설문을 통해 영양상태 조사를 분석한 내용과 상담 결과를 정리하여 컨설팅 보고서를 제공하면 영양코칭은 종료됩니다. 또한 개발한 식단에 대한 간편한 조리 방법과 영양성분 정보를 제공하기 위해 영양콘텐츠도 제작했습니다. 레시피 카드도 만들고, 맞춤 식단이나 질환에 대한 식사요법 콘텐츠도 개발했습니다. 그뿐만 아니라 '영양의 날' '세계 비만의 날' '세계 콩팥의 날' 등을 기념하여 홍보 마케팅을 할 때 필요한 콘텐츠 제작에도 참여했습니다.

Q 영양코칭은 임상영양사만 가능했었나요?

회사의 영양코칭 슬로건이 고객 맞춤으로, 식사요법을 잘 실천할 수 있도록 전문가인 임상영양사가 영양상담 서비스를 제공한다는 것이었기 때문에 임상영양사로 채용되어 근무했었습니다. 또 상품 개발이나 생산, 제조 과정에서 주된 역할을 하는 영양사 선생님도 따로 있었습니다.

Q 직무 구분이 잘 되어 있었나 보군요.

네, 처음에는 그랬었는데 같이 일했던 직원들이 하나둘씩 그만두기 시작하면서 점점 전문 영역에 대한 직무 구분 없이 이 업무 저 업무 다 시켰고, 나중에는 영양상담이나 영양콘텐츠 제작보다는 고객 관리, 흔히 말하는 민원 응대나 불만 제기에 대한 처리 업무 비율이 훨씬 많아지면서 이직하게 되었습니다.

Q 임상영양사로서의 본연의 직무에 충실할 수 있는 곳으로 옮기셨군요. 새로운 곳에서 임상영양에 대한 역량을 마음껏 펼치시길 바랍니다. 선생님의 경험을 들려주셔서 감사합니다.

병원 밖
건강증진센터의 임상영양사

Q 안녕하세요, 자기소개 부탁드립니다.

안녕하세요, 건강증진센터에서 임상영양사로 일했던 퇴사자입니다.

Q 건강증진센터도 병원 소속의 센터들이 많은데 어디서 근무했는지 알려 주실 수 있나요?

대학병원의 종합건강검진센터에서 일한 적도 있었고, 국민건강보험공단의 건강증진센터에서 일한 적도 있어요.

Q 아, 공단에서 근무하셨군요. 병원의 건강검진센터에서 하는 업무와 비슷한가요, 아니면 차이가 있나요?

공단에서 영양사 면허를 보유한 자를 채용 필수 자격요건으로 보는 직렬과 분야는 건강직과 건강증진센터예요. 해당 채용 인력은 공단 본부 (건강직), 권역별 지역본부, 지역본부 관할의 지사(건강증진센터)에서 근무하게 돼요. 저는 공단 지사의 건강증진센터에서 기간제 영양사로 일했어요. 담당 업무는 식사 분석, 식습관 평가, 영양상담, 영양프로그램 제시, 건강증진교육 등 건강관리 프로그램 및 영양관리와 관련된 업무였어요. 병원의 검진센터에서 했던 업무와 비슷했어요. 업무상 차이점이라고 한다면 공단이나 지사 차원의 건강관리 사업과 관련된 업무가 있었고, 센터 운영에 필요한 행정 지원 업무의 비중이 좀 높았어요.

Q 행정 지원 업무는 어떤 일이었는지 말해주실 수 있나요?

예를 들어 센터에서 쓰는 비품과 관련하여 재고 조사, 품의서 작성 및 내부 결재 진행, 비품실 정리 등 비품 관리 업무라든지, 센터에 직접 방문했거나 전화로 문의해오는 고객 응대나 민원 처리 등 고객 관리 업무라든지, 아니면 설명하기도 애매한 기타 잡무 같은 거죠.

Q 채용 시 자격요건은 무엇이었고, 실제 일할 때 근무조건이나 업무 강도는 어땠나요?

채용 필수 자격요건은 영양사 면허가 있어야 하고, 영양상담 관련 분야의 근무 경력이 1년 이상이어야 했어요. 임상영양사 자격은 우대사항이었고, 근무 경력 1년이 영양상담과 관련한 경력이면 어디서 채웠든 문제가 없었지만 공단 타사 건강증진센터에서 근무한 경력이 있으면 우대해줬어요. 채용 후에는 주 5일 근무였고, 근무시간은 9시부터 18

시까지였어요. 센터 운영에 따라서 시차 출퇴근을 해야 할 때는 7시에 출근할 때도 있었고, 12시에 출근한 적도 있었어요. 업무 자체는 어렵거나 힘든 편은 아니었는데 같이 일하던 사람 때문에 좀 힘들었고, 보수가 힘들었죠.

Q 사람 때문에 힘들면 스트레스를 많이 받지 않나요?

계약직이라 근무기간이 정해져 있어서 그때까지만 참으면 된다 하면서 버텼던 것 같아요. 여기 끝나면 안 볼 사람이다 하면서요.

Q 다행히 잘 버텨내셨군요. 혹시 월 보수가 어느 정도였는지도 알려주실 수 있나요? 보수가 힘들었다고 하셔서요.

공단 채용은 모집공고에 급여 기준을 고시하고 있습니다. 제 당시 급여는 월 210만 원이었어요. 계약직 영양사로 일했던 건 같은 조건이었는데, 대학병원이랑 급여는 차이가 꽤 나서 카드값을 줄여 쓰느라 힘들었던 기억이 나네요.

Q 지금은 계약기간 만료 후 퇴사한 상태인데 구직 활동을 다시 한다면 또 건강증진센터에서 일하고 싶으신 마음이 있나요?

글쎄요. 건강증진센터를 고집해서 간다기보다 임상영양이라는 전공을 살려서 일을 계속 하고 싶어서 관련 분야로 채용 정보를 찾다보니 연이어 건강검진·증진센터에서 일을 하게 된 것 같아요. 지금은 질병관리청 수도권질병대응센터에서 국민건강영양조사 업무와 관련하여 영양사를 채용 중이라 지원해볼 생각이에요.

Q **새로운 도전을 준비하고 계시는군요. 응원하겠습니다. 선생님의 경험을 들려주셔서 감사합니다.**

영양사직의
전망

영양사의 진출 분야에서 보았듯 임상영양분야, 지역사회 보건영양 분야, 학교급식 분야, 산업체급식 분야, 급식산업 분야, 식품 분야, 건 강상담 분야, 복지 분야, 행정 분야, 연구 및 교육 분야, 영양정보 분야, 매스컴 분야, 군급식 분야 등 다양한 분야에서 영양사 직무를 수행하고 있다. 이 중 몇 가지 분야만 언급해본다.[12]

---

12   출처: 사단법인 대한영양사협회 공식 홈페이지

임상영양 분야

생활환경의 변화와 노령 인구의 증가로 만성퇴행성질환이 증가되면서 국민생활의 질적 저하와 국민의료비의 급증을 초래함에 따라 만성퇴행성질환의 예방 및 치료에 중요한 부분인 영양 부분에 대한 관심이 고조되었다. 그에 따라 임상영양에 관한 고도의 전문적 지식을 갖춘 임상영양사가 개인이나 집단의 건강 유지를 위해 영양서비스를 제공하는 영양사로 관련 분야에서 활발히 활동하게 될 것이다.

병원에서는 임상영양사가 배치되어 각 분야의 의료전문인들과 병원 의료팀의 한 구성원으로 영양서비스 제공을 통한 환자의 영양적 치료에 기여하게 될 것이며, 환자의 개인별 특성과 요구에 부응하는 적절한 영양서비스의 중요성이 인정되어 적정 인원이 확보될 것이다. 또한 가정진료제도의 정착에 따라 퇴원 환자의 식품 선택 및 조리 지도, 영양 상담 및 교육 등 각종 영양서비스의 제공을 위해 영양사가 활동하게 될 것이다.

그밖에도 국민의 건강에 대한 관심 증가로 건강진단센터, 헬스센터, 체중조절센터 등이 늘어나면서 영양교육 및 상담자로서의 영양사가 늘어날 전망이다.

임상영양 분야의 떠오르는 직업으로 '일차의료 만성질환관리 케어코디네이터'가 있다. 간호사, 영양사 면허증 소지자 중에 케어코디네이터 교육과정을 이수한 자에게 케어코디네이터의 자격이 주어진다. 이들은 연간 환자관리의 포괄평가, 케어플랜 시 의사 업무 지원, 질병관리 및 생활습관 교육 실시, 비대면 환자 관리 활동, 일반적인 환자 관리 업무 등을 수행한다.

지역사회 보건영양 분야 및 복지 분야

생활양식의 변화로 인해 비만이나 만성퇴행성질환 등의 식이성 질환이 점차 증가되고 있으며, 이에 대해 우리나라도 국민건강증진법과 지역보건법이 제정되는 등 질병예방과 건강증진을 위한 지역사회의 영양개선 사업의 중요성이 강조된다. 이러한 시점에서 1997년 2월 14일 지역보건법 시행규칙이 공포됨에 따라 전국 모든 보건소 및 보건지소와 관련 보건기관에 영양사가 배치되어 영양 사업의 주도적인 역할을 담당할 수 있는 근거가 마련되었다. 전국 보건소 및 보건의료원에 영양사 배치가 확대될 것이며, 도시형 보건지소 신설에 따른 영양사 배치가 증가할 것이다.

사회복지 부문의 활성화에 힘입어 사회복지시설, 영·유아보육시설, 특수시설 등에서의 영양 개선에 대한 관심이 증가되면서 식사 제공 및 영양관리를 위해 영양사의 배치가 활발히 이루어질 것이다. 아울러 보육비용의 국가지원 확대에 따른 보육시설 영양사 채용이 증가될 것이며, 노인 인구의 증가와 노인복지정책의 확대로 양로원과 노인복지시설이 늘어나고, 만성질환의 증가로 장기간의 치료가 필요한 인구가 점차 증대되어 병원 대신 이들을 보살피고 관리해주는 요양원이 증가하면서 이들 시설에서 식사 제공 및 영양상담자로서의 영양사의 배치가 증가할 것이다.

이 분야에서 떠오르는 직업으로는 '시니어푸드 코디네이터'가 있다. 취약계층에게 비영리 목적으로 단체급식을 제공하는 사회복지시설의 급식소나 영양사가 없는 소규모 복지시설은 급식 사각지대에 놓이기 쉽다. 그래서 시니어푸드 코디네이터의 역할로 사회복지급식관리지원센터에서 영양, 위생의 전문적인 관리를 통해 건강한 급식, 안전한 급식소를 만들어갈 수 있도록 도와준다. 건강 특성을 고려한 맞춤형 식단을 제공하고 전문 영양사의 방문 관리 업무 등을 수행한다.

건강상담 분야

각종 건강기능식품이나 관련 제조·판매업체들이 늘어나면서 약국 등에서 새로운 식품들의 영양적 특성들을 파악하고 소비자들에게 적절한 정보를 제공해주는 건강상담 영양사로서의 영양사 활동이 증가될 것이다.

건강상담 분야에서 떠오르는 직업으로는 '맞춤형 건강기능식품 상담영양사'가 있다. 개인맞춤형 건강기능식품 시범 사업에서 소분 판매는 개봉 시 품질 변화가 거의 없는 6개(정제, 캡슐, 환, 편상, 바, 젤리) 제형으로 제한하고 위생적으로 소분·포장할 수 있는 장치를 갖춘 경우만 허용되는데, 이는 효과·품질은 종전과 동일하게 유지하고 소비자 안전을 최대한 보장하기 위해서다. 또한 개인별 생활습관, 건강 상태, 유전자 정보 등을 바탕으로 한 건강기능식품 소분 판매 및 비의료적인 상담 등이 가능하기 때문에 소비자는 내 몸에 꼭 필요한 건강기능식품을 전문가로부터 추천받아 여러 제품을 조합한 맞춤형 제품 구매가 가능하다.

맞춤형 건강기능식품 상담 인력의 자격은 매장 내의 약사, 영양사 등이 가능한데, 개인에 대한 영양·건강 상담을 위해서는 전문적이고 신뢰할 수 있는 서비스 제공이 필요하기 때문이다. 인증기준형 건강기능식품 추천·판매 규제 샌드박스 매장은 '풀무원건강생활, 아모레퍼시픽, 한국암웨이, 허벌라이프, 빅썸, 코스맥스엔비티, 모노랩스' 7개 업체에서 152개 매장이 운영된다.

인공지능 시대에
영양사는 생존할 수 있을까

기계에 지지 않아, 휴먼

헬스케어는 세계 곳곳에서 인구 고령화 현상의 발생과 동시에 주목받기 시작했다. 그로 인해 자연스럽게 의료서비스 그리고 질병예방관리 및 건강과 관련된 식품, 화장품 등 건강과 관련된 사업이 등장했다. 최근 4차 산업혁명 시대에 접어들면서 정보통신기술과 보건의료를 결합하여 시간과 장소에 구애받지 않고 예방, 진단, 치료, 사후관리를 제공하는 '스마트 헬스케어'라는 개념이 주목받게 되었다. 다양한 형태의 웨어러블 제품을 통해 체온, 심장박동 수, 근육의 움직임 등 신체 상태를 측정할 수 있고 모션 센서 탑재를 통해 일상의 다양한 움직임도 측정이 가능한 시대가 도래한 것이다.

그뿐만 아니라 스마트폰이나 PC 모니터 등의 디스플레이를 통해 웨어러블 기기로부터 처리된 정보의 모니터링도 가능하다. 이러한 스마트 헬스케어, 디지털 헬스케어 등으로 효율성은 높아지고 있지만 여전히 기술이 할 수 없는 영역에서의 역할은 존재한다. 환자 스스로 자가 관리 역량을 키우고 질병 치료의 주체가 될 수 있는 환경 조성이 필요하다. 즉, 휴먼 터치가 필요하며 그게 상담의 역할이다. 유명한 학자 칼 베네딕트 프레이 교수와 옥스퍼드대 교수진이 발표한 '고용의 미래' 보고서는 향후 사라질 직업군과 더욱 중요한 가치를 가질 직업군을 가늠할 수 있는 중요한 자료로 꼽힌다. 이 보고서에서 사라질 가능성이 높은 순으로 직업을 나열했는데, 영양사는 사라질 확률이 0.39%로 사라지지 않을 가능성이 99.6%에 해당한다. 또한 보고서에서 표현된 바에 따르면, 사라지지 않을 직업군 상위 5개 안에도 포함된다.

올바른 식습관과 건강한 먹거리 및 식문화를 통한 인체의 건강을 유지하고 증진하는 데 중요한 역할을 하는 영양사의 가치는 미래에도 계속 된다는 의미다.

휴먼을 도와라, 기계

조금씩 인공지능이 단체급식 분야에도 적용되면서 결국 단체급식 산업도 인공지능이 혁신적으로 바꿔놓을 것이라는 기대가 나온다. 인공지능은 빅데이터를 통한 음식 문화 트렌드 인식, 식품 생산 및 신제품 개발, 메뉴 및 레시피 추천, 인증기준형 식단표 추천, 요리사 로봇 및 주방보조 로봇, 식자재 예측 시스템 등 다양한 부분에서 식생활에 큰 영향을 줄 수 있을 것이다. 기존에 시도하지 못했던 새로운 레시피가 가상 실험 환경에서 만들어지고, 시뮬레이션과 매출 예측 프로그램을 통해 훨씬 빨리 개발 단계가 진행될 것이다.

다른 한편에서는 유의미한 변화가 오기까지 매우 긴 시간이 걸릴 것이라는 전망도 많다. 실제로 삼성에버랜드 기업에서 '코그넷9'이나 '누비랩'이라는 이름의 인공지능을 선보였다. 해당 인공지능 기술은 기본적으로 빅데이터를 기반으로 한다. 긴 시간 동안 쌓여온 식수 인원, 식단 정보, 식자재 종류, 조리법 등의 데이터를 인공지능에게 학습시키고, 이를 토대로 분석하여 대안을 도출하는 방식이다. 즉 인공지능이 최적화된 식단을 찾아내고, 선호도 높은 식자재를 고르며, 더 나아가 식수 인원까지 예측하는 것이 현재까지 발전된 인공지능 수준이다.

하지만 의외로 이 같은 인공지능의 능력을 혁신적이라고 평가하는 영양사들이 그리 많지 않다고 한다. 이미 영양사들이 급식 업무를 충분히 성공적으로 수행해왔기에 인공지능이 투입된다 해도 수행 예정 업무 일부를 줄여줄 뿐 영양사를 대신할 수 없다는 것이다. 현재 인공지능은 데이터 정리와 확보 등을 통해 영양사의 업무를 보조해줄 수 있는 수단 정도로 활용되고 있다. 미래에는 인공지능도 더 발달하겠지만 단체급식 운영은 수많은 변수와 돌발 상황의 연속이라 이 업무를 인공지능이 전적으로 대체할 수 있다는 생각에 확신을 가지기 어려운 것이 현실이므로 단체급식소는 영양사가 반드시 필요한 곳으로 여겨진다.

결국 이 세계로 들어왔을
미래의 임상영양사들에게, 마지막 넋두리

지금 이 에필로그의 책장까지 넘겨온 당신은 이미 용자다. 살짝 엿본 임상영양사의 세계는 어때 보였는가? 여전히 계속해서 임상영양사의 꿈을 품고 갈 수 있을 것 같은가, 아니면 이 일에 대해 다시 진지하게 생각해보게 되었나? 아무것도 얻지 못하고 책장을 덮고 있을지도 모르겠다. 임상영양사 자격시험이나 응시요건에 대해서, 임상영양사 교육과정이나 교육기관에 대해서 관련한 정보들은 오히려 포털 사이트, 블로그, 유튜브 등에서 더 쉽게 찾을 수 있을지도 모른다.

그럼에도 내가 이 책에서 말하고 싶었던 것은, 이 세계에 발을 들여놓기 위해 관심을 갖고 있거나 이미 발을 들여놓은 용기 있는 사람들에게 '병원에서 일하는 사람들 중에 어느 임상영양사의 현실은 이러합니다'라는 것이다. 때론 일기처럼, 때론 보고서처럼 써 내려가면서, 이 책을 읽는 후배들이 '이렇게도 하는구나' '저런 일도 생기는구나' '나는 나중에 어떨까' '그때도 비슷할까, 아주 많이 달라질까' 생각하며 적당한 긴장감이 주는 설렘 섞인 걱정과 기대로 미래의 임상영양사가 된 자신을 그려볼 수 있으면 좋겠다는 마음이었다. 사실 모르겠다. 이 책을 읽고 일부는 '아, 이 업계에서 빨리 도망쳐야지' 하는 마음이 들지도.

이제 나는 신입이나 막내 삐약이보다는 오히려 고인물이나 늙은 투계에 가까워지지 않았나 싶다. 너무 익숙해진 탓에 일하면서 뭔가 더 이상 새로울 것도 없고 기대되는 것도 없다. 업무에 필요한 새로운 정보나 기술적인 능력을 얻고 취하는 것도, 그저 하면 되는 것이지 뭔가 획기적이거나 대단한 일이라고 여겨지지는 않는다.

그러다 보니 이제는 직장인에서 직업인으로 변화하는 것에 초점을 맞춰보려고 한다. 김호의 저서 《직장인에서 직업인으로》 책을 보면, 직장인과 직업인에 대한 정의를 내리고 있다. "직장인은 직장을 세계의 전부로 생각하고 직장을 자신과 동일시하며 직장 내에서만 자신의 존재 가치를 발견하는 사람이다."[13] 나도 한때는 직장이 나인지, 내가 직장인지 분간이 안 갈 정도로 살았던 적이 있었다. 잠을 줄여가며. 일이 아닌 생활의 일부를 갉아먹으며 깨어 있는 시간의 대부분을 직장일에 몰아넣었던 적이 있었다. 그렇게 해서 얻을 수 있었던 직장인으로서의 득은 스트레스성 위경련뿐이었지만.

반면, 해당 도서에서 작가는 "직업인은 직장에서 분리해서 독립적인 존재로 자신을 바라보고 직장 밖에서도 자신의 삶을 주도한다"라고 말하고 있다. 직장에서 일하든, 밖에서 독립적으로 일하든 간에 자신의 전문 분야가 뚜렷한 사람을 직업인이라고 한다는 것이다. 책에서 저자

---

13   김호, 《직장인에서 직업인으로》, 김영사(2020)

는 직장이나 조직이 부여한 역할에 익숙한 조직 의존형 인간에 머물러 있지 말고 직장을 다니더라도 혹은 직장을 그만두더라도 자신의 전문성을 만들고 자신을 브랜드로 만들어야 성공한다고 설명하는 듯하다.

나는 그렇게 엄청난 메시지를 관통해서 '직장을 그만 두겠다' '다른 데로 이직하겠다' '프리랜서를 준비하겠다' 같이 대단한 뭔가를 한다는 생각보다는 직장 안에서도 전문가로서, 직장 밖에서도 나의 삶에 대한 유일무이 주인공으로서 일과 삶이 균형 잡힌, 흔한 말로 워라밸, 소확행, 웰빙을 실천하는 데 더 집중해보겠다는 의미에서 직장인에서 직업인으로 전환하고 싶다는 뜻이다.

'워라밸' 누가 모르냐고요. 너무 뒷북 조언이거나, 했던 말 또 하는 지겨운 잔소리일 수도 있다. 그럼에도 현업에서 일하면서 숱한 상황과 사람과 조직을 겪으면서 제일 중요한 것은 바로 나라는 것을, 이전부터 알고 있었음에도 이 글을 쓰는 순간에 다시금 새로이 머릿속에 가슴속에 새겨 넣게 된다.

미래의 임상영양사 분들이 '나'를 잃어가면서까지 임상영양사라는 타이틀의 직장인으로 매몰되지 않기를 간절히 바란다. 그러기 위해서는 항상 '나'를 먼저 생각하라고 말하고 싶다. 타인에게 폐를 끼치거나 도덕적으로 옳지 않게 행동하는 이기적인 사람이 되라는 말이 아니다. '내가 제일 잘났어' 하고 남보다 우월하다는 언행을 일삼는 오만한 사람이 되라는 말이 아니다. 잘했으면 잘했다고 칭찬하고, 힘들면 힘들다고 표현하고, 괜찮으면 괜찮다고 위로하고, 못하겠으면 못하겠다고 솔직해지자. 항상 나 자신을 격려해주고 칭찬해주는 태도를 갖고 일하자는 의미다.

일을 할 때 필요한 지식이나 역량은 배우고, 익히고, 얻고, 따르면 된다. 그런 것들은 어떻게든 된다. 그런데 나에 대한 마음지킴을 챙길 수 있기까지는 누구보다 고되었기에, 그대들은 수고롭지 않기를 응원하며 넋두리 같은 혼잣말로 끝을 맺는다. Love myself!

임상영양사는 이렇게 일한다

지 은 이 신은지

펴 낸 날 1판 1쇄 2024년 4월 24일

대표이사 양경철
편집주간 박재영
편   집 지은정
디 자 인 박찬희

발 행 처 ㈜청년의사
발 행 인 양경철
출판신고 제313-2003-305(1999년 9월 13일)
주   소 (04074) 서울시 마포구 독막로 76-1(상수동, 한주빌딩 4층)
전   화 02-3141-9326
팩   스 02-703-3916
전자우편 books@docdocdoc.co.kr
홈페이지 www.docbooks.co.kr

ISBN 979-11-93135-19-8 (13510)

• 책값은 뒤표지에 있습니다.
• 잘못 만들어진 책은 서점에서 바꿔드립니다.